Prim. Dr. med. Friedrich Anton Weiser
Dr. med. Karl Klaghofer
Dr. med. Georg Slavka
Dr. med. Stefan Riss

Hämorrhoiden

Sprechen wir darüber

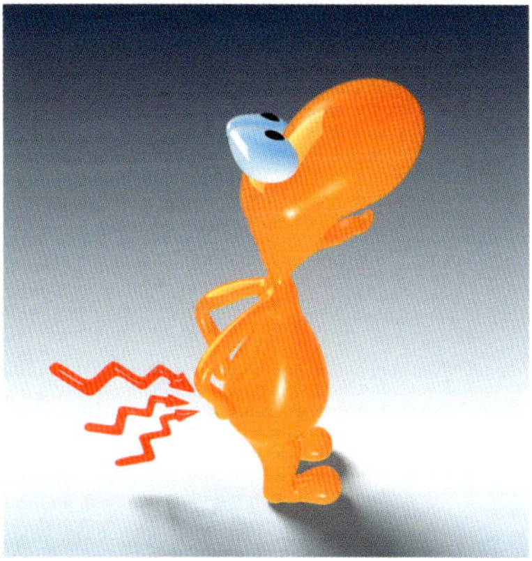

„Ich habe meine Schüler bei dem Anblick des rot glühenden Eisens und dem Rauch vor dem After zurückschaudern gesehen.“

Baron Dupuytren (1777 – 1835)

Gewidmet Herrn Doz. Dr. Franz Sellner,
meinem chirurgischen Lehrer und treuen
Wegbegleiter auch in schwierigen Zeiten

MEDIZIN populä

Prim. Dr. med. Friedrich Anton Weiser

Hämorrhoiden

Sprechen wir darüber

Unter Mitarbeit von
Dr. med. Karl Klaghofer
Dr. med. Georg Slavka
Dr. med. Stefan Riss

VERLAGSHAUS DER ÄRZTE

© Verlagshaus der Ärzte GmbH, Nibelungengasse 13, A-1010 Wien
www.aerzteverlagshaus.at

1. Auflage 2006

ISBN 3-901488-80-4

Umschlaggestaltung und Satz: Andrea Malek, malanda-Buchdesign
Umschlagfoto: gettyimages
Projektbetreuung: Hagen Schaub
Druck & Bindung: Universitätsdruckerei Klampfer, Weiz

Printed in Austria

Aus Gründen der leichteren Lesbarkeit – vor allem in Hinblick auf die Vermeidung einer ausufernden Verwendung von Pronomen – haben wir uns dazu entschlossen, alle geschlechtsbezogenen Wörter nur in eingeschlechlicher Form – der deutschen Sprache gemäß zumeist die männliche – zu verwenden. Selbstredend gelten alle Bezeichnungen gleichwertig für Frauen.

Inhaltsverzeichnis

Vorwort

Es gibt wohl kaum eine Zivilisationskrankheit, die so weit verbreitet und weltweit mit solchen Tabus belegt ist, wie die Hämorrhoidenerkrankung.
Wir versuchen, Ihnen mit diesem Buch ein solides Basiswissen zu vermitteln und Sie so zu einem kompetenten Partner Ihres behandelnden Arztes zu machen. Wie so oft, gilt auch hier: Wissen macht sicher. Da bei Hämorrhoiden nicht nur ein gewisses Schamgefühl den Gang zum Arzt erschwert, sondern auch die Angst vor einem möglichen operativen Eingriff mit all seinen Begleiterscheinungen, widmen wir vor allem den derzeit möglichen Operationsmethoden und der Anästhesie breiten Raum. Es zeigt sich dabei, dass vor allem die jüngst entwickelten Methoden Schmerzen und postoperative Probleme inzwischen sehr gut in den Griff bekommen haben und das heute auch keine wirklich begründete Skepsis gegen die Anästhesie bestehen kann.
Sprechen Sie wirklich – in ihrem eigenen Interesse – rechtzeitig mit Ihrem Arzt über Beschwerden im Analbereich, vor allem beim Auftreten von Blutungen, veränderten Stuhlgewohnheiten

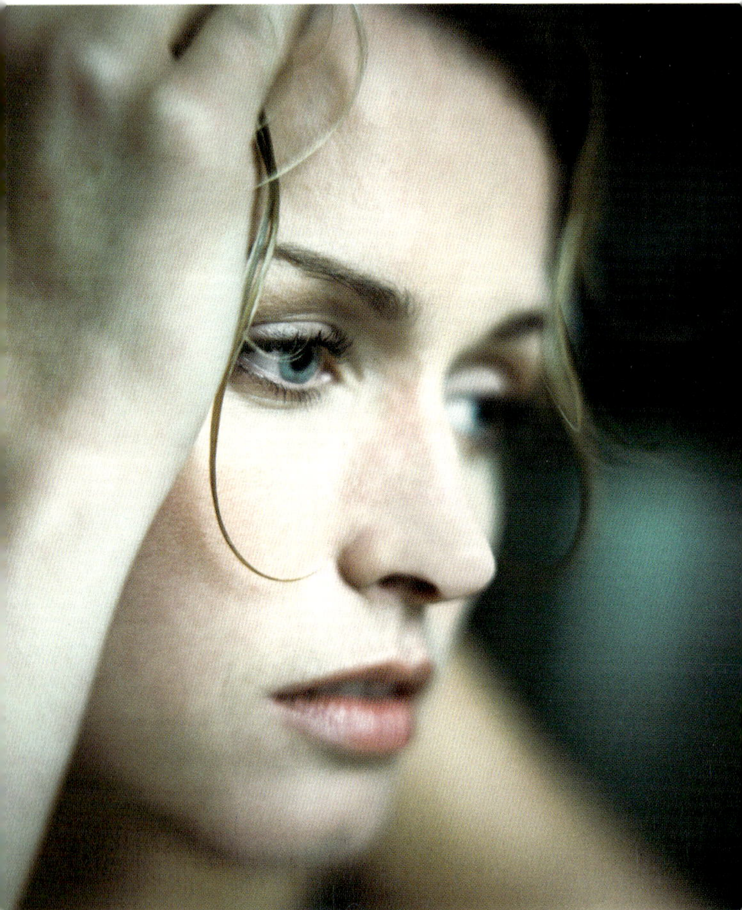

oder Schmerzen! Wenn es um Ihre Gesundheit geht, darf Scham keine Rolle spielen.

Eine Vermutungsdiagnose („Ich habe Hämorrhoiden!") wird erst nach Ausschluss der relevanten Differentialdiagnosen zur eigentlichen Diagnose einer bestehenden Erkrankung, die dann auch stadiengerecht behandelbar wird.

Daher warnen wir eindringlich davor, bestehende Symptome zu bagatellisieren und selbst zu behandeln.

Die konservativen Behandlungsvorschläge in diesem Buch ersetzen daher keinesfalls den Arztbesuch! Wir lehnen auch jede Haftung für Gesundheitsschäden ab, die sich durch Selbstbehandlung ergeben könnten.

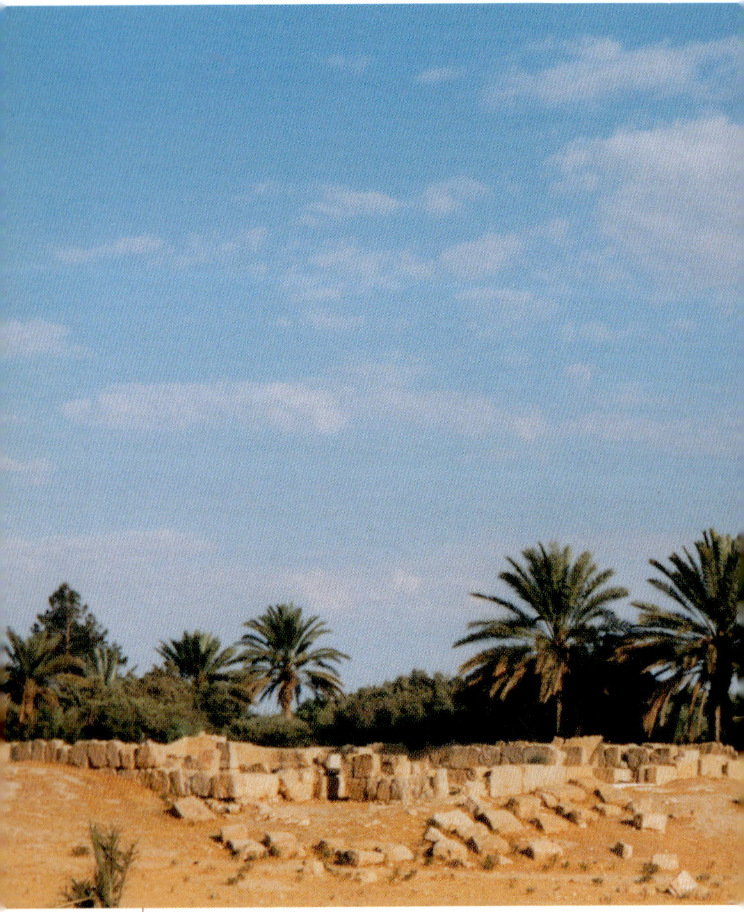

Historisches
von der talmudischen Medizin bis ins 19. Jahrhundert

In der talmudischen Medizin (ca. 2000 v. Chr) wurden bereits Umschläge aus Akazienssaft gegen durch Hämorrhoiden verursachte Schmerzen empfohlen.

Im Papyrus Insinger aus der Zeit der Pharaonen (Neues Reich, ca. 1600 v. Chr.) findet sich ein Rezept für Gastroenterologen, die im alten Ägypten übrigens „nr phiit" genannt wurden, was so viel bedeutet wie „Hirte des Afters". Das Heilmittel zur Kühlung des Afters besteht aus einem Trank, anschließend wird noch ein Klistier gegeben: *„Honig 2,5 ro, frisches Behen-Öl: 1/4, süßes Bier: 10 ro werde eingegossen in den After an vier Tagen."*

Auch andere Einläufe werden verwendet, sie bestehen aus Pflanzenschleim oder angeritzten Sykomorenfrüchten oder Blättern der Dornakazie.

Eine „Verschiebung im After" scheint den Darmvorfall zu bezeichnen, vielleicht auch Hämorrhoiden oder beides, ein Rezept dagegen lautet:

„Myrrhe, Weihrauch, Zyperngras, Sellerie, Koriander, Öl, Salz, das alles werde gekocht zu einer Masse, werde zu einem Faserbausch gemacht und werde in den After gegeben."
Im Papyrus Insinger gab es aber auch bereits deutliche Marketingansätze: *„Unterschätze eine unbedeutende Krankheit nicht, wenn es eine Medizin gibt, nimm die Medizin."*
Hippokrates, der berühmteste Arzt der Antike (460 – 375 v. Chr.) widmete in seinen Schriften dem Hämorrhoidalleiden gleich neun Kapitel! Er schreibt:
„Das Hämorrhoidalleiden kommt auf folgende Weise zu Stande. Wenn sich Galle oder Schleim in den am After befindlichen Blutadern festsetzt, so erhitzt dies das in den kleinen Blutadern enthaltende Blut, aus den am nächsten liegenden Blutadern wird das Blut herausgezogen. Wenn sich nun die ersten füllen, so bildet das Innere des Afters eine hervorstehende Geschwulst und die Köpfe der kleinen Blutadern bilden Hervorragungen."
Und er empfiehlt einige nicht gerade minimal-invasive operative Ansätze:
„Die Heilung aber muss man auf folgende Weise vornehmen. Das erste soll immer sein, zu wissen, an welcher Stelle sich die Hämorrhoiden bilden. Man kann den After mit Einschnitten versehen, ihn ausschneiden, ihm Nähte anlegen, ihn mit dem Glüheisen brennen, binden und Teile desselben zum Faulen bringen." Oder: *„Man dränge den After so weit als möglich heraus, übergieße ihn mit warmem Wasser*

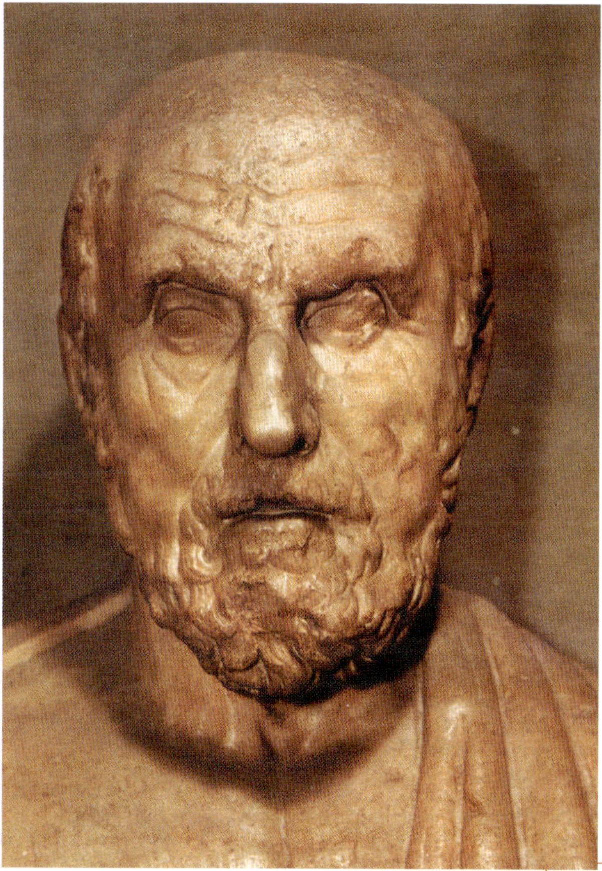

Hippokrates

und schneide hierauf die Spitzen der Hämorrhoiden weg. Für den Schnitt aber muss man folgendes Heilmittel im Voraus zubereiten: Man lasse seinen Urin in ein kupfernes Gefäß laufen, streue in den Urin geröstete Kupferblüte, welche fein zerrieben ist, alsdann lasse man diese zergehen, schüttle das kupferne Gefäß und lasse seinen Inhalt an der Sonne trocknen. Nachdem es aber trocken geworden ist, schabe man ihn zusammen und zerreibe ihn fein. Man lege davon auf den After auf, lege in Olivenöl getränkte Kompressen auf und befestige einen Schwamm oben darauf."

Alternativ empfiehlt Hippokrates: „*Wenn man mit Stuhlzäpfchen behandeln will, so nehme man die Rückenschale eines Tintenfisches, ein Drittel Molybdaina, Asphalt* [Naturasphalt wurde von den Sumerern schon 5000 Jahren verwendet], *Alaun, ein wenig Kupferblüte, Galläpfel, ein wenig Grünspan, schütte gekochten Honig darüber, mache davon einen ziemlich langen Stuhlzapfen und lege diesen so lange ein, bis man die Hämorrhoiden zum Verschwinden gebracht hat.*"

Zu einem Anal- und Rektumvorfall heißt es: „*Zur Reposition den Patienten an den Beinen aufhängen, nach erfolgter Reposition heiße Pottasche in den Mastdarm füllen und dann die Beine für 3 Tage zusammenbinden.*"

Nicht gerade zimperliche Behandlungsmethoden.

Der Militärarzt Scribonius Largus, der zu Zeiten der römischen Kaiser Tiberius, Caligula und Claudius lebte, verfasste zwischen 43 und 48 n. Chr. eine Rezeptsammlung, die die erste umfassende dieser Epoche darstellt. Darin heißt es:

„Hämorrhoiden muss man so behandeln. Man reibt sie gründlich mit folgenden Arzneimitteln ein: 2 Drachmen vom Safte des Tausendgülderkrauts – diese

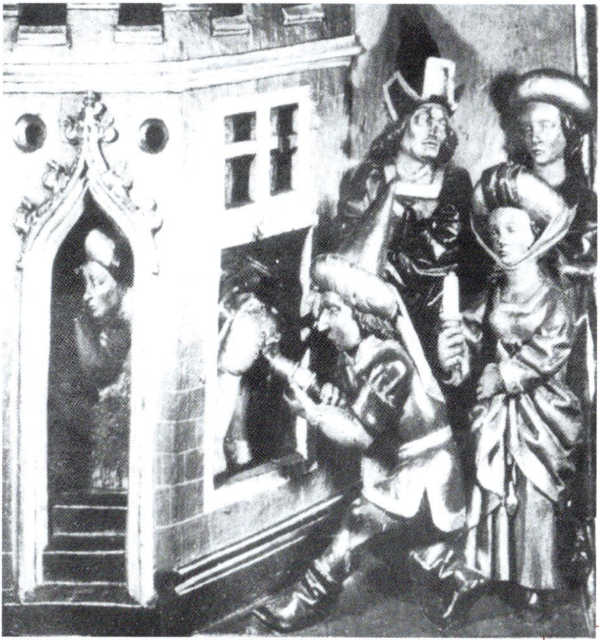

Hämorrhoidenbehandlung im Mittelalter

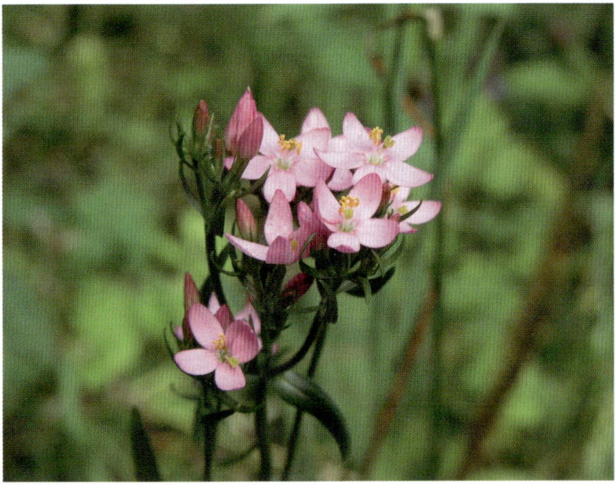

Tausendgüldenkraut

Pflanze heißt lateinisch „Erdgalle“ [terrae fel] *und wächst überall auf den Äckern –; sie ist aber klein mit vielen senkrecht aufsteigenden Zweigen und hat eine kleine purpurne Blüte, 2 Drachmen Wermutsaft, 2 Drachmen flüssigen Alauns, 2 Drachmen Läusekraut, 1 Drachmen Vitriolerz und soviel Honig als genügt, um diese Bestandteile zu verbinden. Damit wird der After innen gründlich eingesalbt.“*

Dennoch blieben Hämorrhoiden auch in den nachfolgenden Jahrhunderten ein weit verbreitetes Leiden. Im Januar 1528 beschreibt Martin Luther seine Erkrankung so: *„Meine Krankheit war eine solche, dass mit dem Stuhlgang zugleich eine angeschwollene Lippe des Afters im Umfang fast von der Größe einer Walnuss hervortrat. Darauf saß eine kleine juckende Erhabenheit von der Größe eines kleinen Hanfkorns. Ging geronnenes Blut ab, so befand ich mich umso wohler und umso angenehmer, ja mit Vergnügen verbunden, war der Akt der Stuhlentleerung.“*

Und die Behandlungsmethoden waren mitunter tödlich. So verstarb Don Juan d'Austria (1547–1578), spanischer Feldherr, glorreicher Sieger der Seeschlacht von Lepanto und unehelicher Sohn Kaiser Karls V., vier Stunden postoperativ an Verblutung, nachdem ihm in einem Feldlager große Hämorrhoidenknoten mit einer Lanzette aufgestochen worden waren.

Prof. Dr. J. N. Hunczovsky berichtete im 18. Jahrhundert über einige außerordentlich große Hämorrhoidalkröpfe und ihre Ausrottung: *„Herr Novak, Lieutnant bey dem 2ten Feldartillerieregiment, 45 Jahre alt, und von einem ziemlich starken Körperbau, litt seit 15 Jahren an den Hämorrhoiden. Im Jahre 1779 wurden die Anschwellungen so groß, dass sie bey jedem Stuhlgang in der Größe einer Männerfaust zum After herauskamen, und dann verlor er jedes Mal 6 bis 7 Unzen Blut,* *öfters auch noch mehr. Während drey Jahren litt der Patient unaussetzlich. Alle Hilfsmittel blieben ohne Wirkung, so, dass es wirklich an dem war, dass er als Invalid austreten sollte. Ich untersuchte am 16. August 1781 den Patienten und sah, dass die ganze Geschwulst aus 6 ungleichen Blutaderkröpfen bestand, die abgenommen werden konnten. Ich holte hierüber die Meinung des Proctochirurgen V.Brambilla ein, der ebenfalls die Unterbindung anrieth zwar so, dass sie nicht an allen Kröpfen auf einmal, sondern nach und nach vorgenommen werden sollte.*

Den 20 August fing ich bey der größten Geschwulst, die ein Hühnerei groß war, die Operation an. Nun zog ich täglich die Schlinge allmälig fester zu, bis die ganze Geschwulst abfiel, welches innerhalb 6 Tagen erfolgte. Jetzt waren noch drey Geschwüre vorhanden, die etwas beträchtlich waren, die ich aber nun, da die größte schon weg war, mit mehr Gemächlichkeit unterbinden konnte.

Die zwey übrigen Kröpfe, die gleichsam an dünnen Stengeln hiengen, nahm ich mit der Schere hinweg, ohne dass der Kranke einen großen Schmerz dabey empfand, und ohne einigen Blutverlust. Den 30.September war der Patient vollkommen hergestellt!" Und selbstredend wieder militärdiensttauglich!

Noch um 1800 schreibt Dr. Guillaume Dupuytren über die Anwendung des damals beliebten Glüheisens: *„Ich habe meine Schüler bei dem An-*

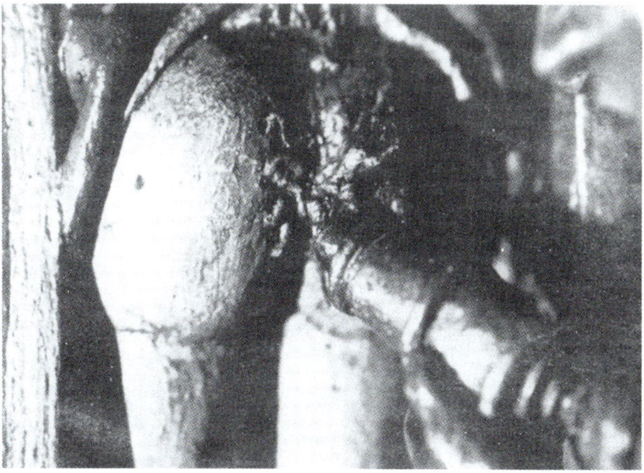

blick des rot glühenden Eisens und dem Rauch vor dem After zurückschaudern gesehen."

Brutalste Methoden, zumindest aus unserer heutigen Sicht. Trotzdem blieb das Glüheisen in Deutschland bis zur Mitte des 19. Jahrhunderts das gebräuchlichste chirurgische Instrument bei Hämorrhoiden. Die Erfindung von Bernhard Langenbeck – eine Flügelzange, die die Basis der einzeln vorgezogenen Hämorrhoide fasste und die Umgebung vor der Hitze schützte – sorgte für die nötige Sicherheit.

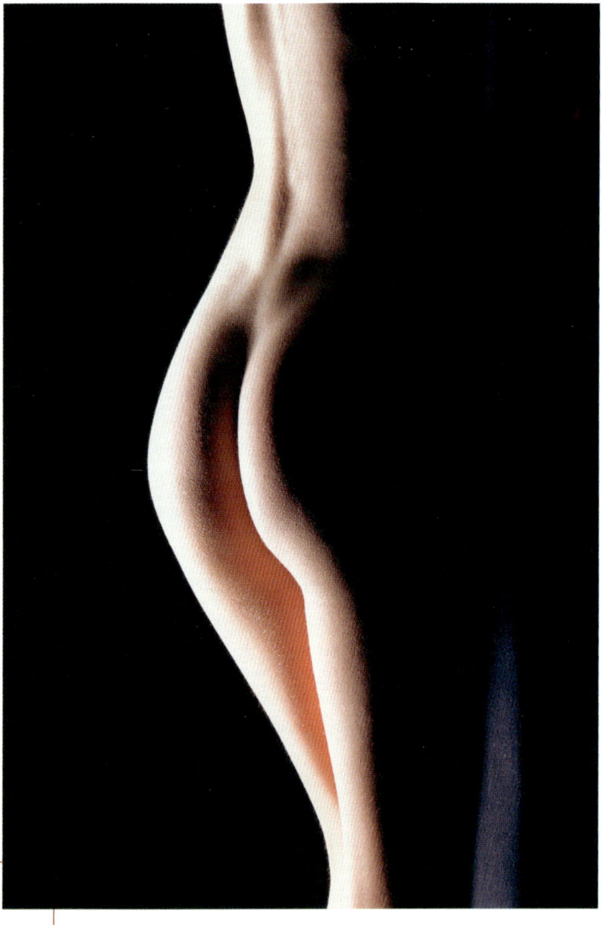

Was sind Hämorrhoiden?

Der Begriff „Hämorrhoiden“ stammt aus dem Griechischen, wobei „haíma“ mit „Blut“ und „rhéin“ mit „fließen“ zu übersetzen ist. Bekannt war die Krankheit unter der Bezeichnung „haimorrhoideis phlebes“

Anatomie

Verwirrend ist zunächst die Tatsache, dass jeder gesunde Mensch drei innere Hämorrhoiden besitzt. Diese sind als unmittelbar unter der Schleimhaut gelegene Venenpölsterchen (Corpus cavernosum recti) angelegt. Der Blutzufluss erfolgt aus der so genannten Arteria rectalis superior. Diese Venenpölsterchen sind von eminenter Bedeutung. Der wechselnde Füllungszustand gewährleistet nämlich den dynamischen Abdichtungsmechanismus des Schließmuskelapparates. Der Arzt Dr. Hermann Stieve entdeckte bereits 1928, dass das Rohr des Analkanals durch den Schließmuskel allein nicht abgedichtet werden kann. Er nannte die Venenpölsterchen „venöses Wundernetz." Es trägt als sanfter Verschlusspropf bis zu 15 Prozent zur Kontinenz bei.

Vom Hämorrhoidalleiden spricht man erst, wenn es zum Auftreten subjektiver Beschwerden kommt.

Anfangs sind die Hämorrhoiden von außen weder sicht- noch tastbar. Sie wölben sich in fortgeschrittenen Stadien in den Analkanal vor, vergrößern sich und treten während des Stuhlgangs bei starkem Pressen vor den After. Dabei kann es zu sehr schmerzhaften Einklemmungen kommen.

Stadieneinteilung der Hämorrhoiden

Stadium I:	vergrößerte Venenpölsterchen mit Beschwerden
Stadium II:	Vorfall von Knoten beim Pressen, die sich von alleine wieder zurückziehen
Stadium III:	Vorfall von Knoten, die manuell wieder zurückgeschoben werden können
Stadium IV:	vorgefallene, fixierte Knoten, die sich manuell nicht mehr zurückschieben lassen

Hämorrhoidalbeschwerden nahe der Afteröffnung bezeichnete man früher landläufig als so genannte **äußere Hämorrhoiden**, wobei es sich hier eigentlich um subkutane perianale Hämatome nach Venenruptur handelt.

Hämorrhoiden weiter oben im Analkanal wurden früher **innere Hämorrhoiden** genannt.

Manchmal kommt es auch zu einer Vorwölbung der Hämorrhoiden aus dem After, dann werden sie als **prolabierende Hämorrhoiden** bezeichnet.

Differentialdiagnosen

Hämorrhoiden können leicht mit anderen Leiden verwechselt werden. Daher ist die genaue Diagnose wichtig, um die Erkrankung zweifelsfrei erkennen zu können. Zu den Differentialdiagnosen bei Hämorrhoiden zählen die folgenden Erkrankungen.

- **Analthrombose:** Sie sollte eigentlich korrekt **Perianalthrombose** genannt werden, wird aber oft irrtümlich als „äußere Hämorrhoide" bezeichnet. Sie entsteht durch Ausbildung eines Blutgerinnsels in den Venen der Analhaut. Es findet sich ein tief blauer, äußerst druckschmerzhafter, prallelastischer Knoten neben dem After. Die Erkrankung bedarf praktisch immer einer chirurgischen Intervention. Diese lindert – in lokaler Betäubung durchgeführt – in eindrucksvoller Weise die Beschwerden.

- **Dickdarmkarzinom** mit vorgetäuschter Hämorrhoidenblutung (siehe Fallbeispiel auf Seite 34).
- **Condylomata lata:** Virusinfektion mit warzenartigen Hautveränderungen (begünstigt Analkarzinomentstehung).
- **Plattenepithelkarzinom:** Krebs der äußeren Haut, nicht der Analschleimhaut!
- **Amelanotisches Melanom:** Sonderform des gefürchteten Melanoms ohne Pigmentierung.
- **Hämangiom:** Blutschwamm.
- **Marisken:** vergröberte Hautfalten, die manchmal bei der Analhygiene Beschwerden verursachen, sonst jedoch keinerlei Krankheitswert haben.
- **Analpolypen:** aus dem After vorgefallene Polypen, können mit Hämorrhoiden verwechselt werden.

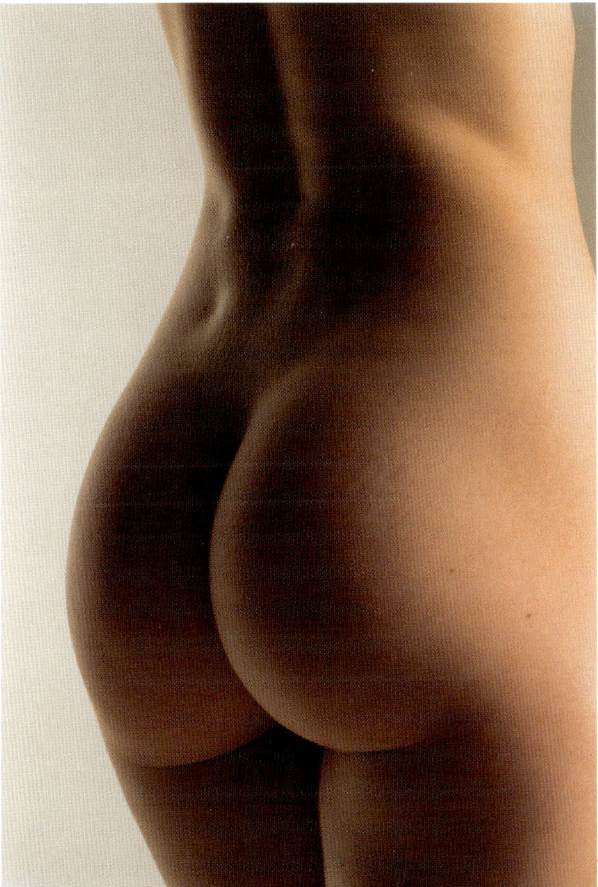

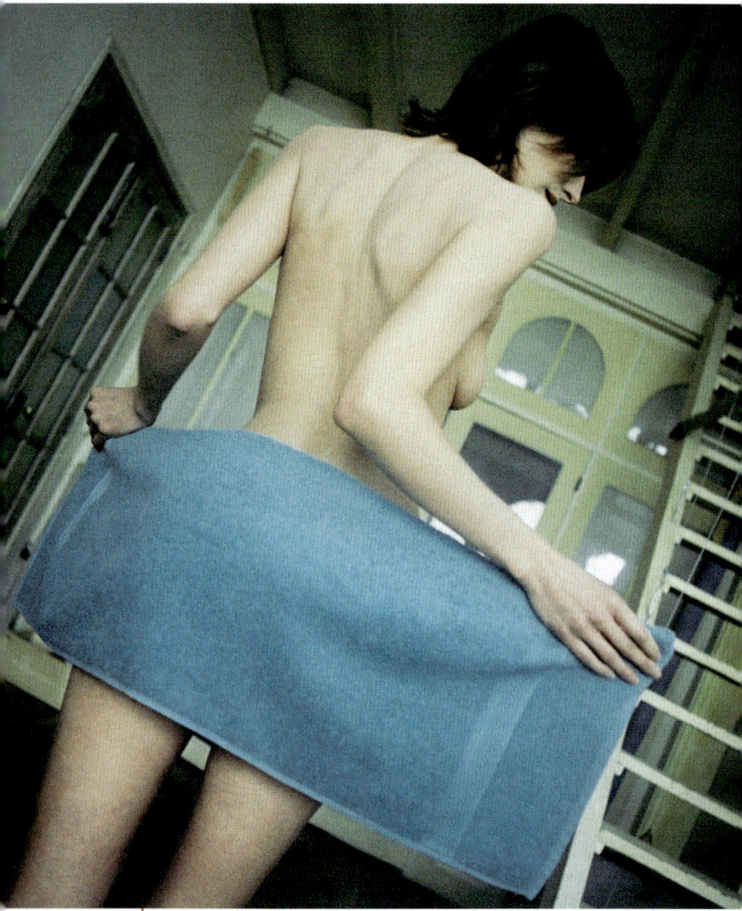

Symptome und Beschwerden

Hämorrhoiden sollten nur dann behandelt werden, wenn sie Beschwerden verursachen!

Typische Symptome sind:

- **Blutungen** (Hämatochezie = hellrotes Blut beim Stuhlgang, entweder dem Stuhl aufgelagert, auf dem Toilettenpapier oder tropfend). Beachten Sie dabei, dass die wichtigsten Ursachen der Eisenmangelanämie bekannte oder unentdeckte Blutverluste sind. Pro Liter Blut gehen etwa 500 mg Eisen verloren. Dies entspricht mehr als zehn Prozent des Gesamteisenspiegels des Körpers. Ein täglicher Verlust von nur 10 ml Blut kann auch bei normaler Ernährung in kurzer Zeit zu einem klinisch relevanten Eisenmangel führen.
- **Druckgefühl**
- **Juckreiz** (Pruritus): Jucken, Stechen, Brennen, Nässen; kommt vor allem bei den so genannten prolabierenden Hämorrhoiden vor.
- **Hautausschlag:** Ekzem oder Dermatitis.

- **Störungen der Stuhl-Kontinenz:** Fähigkeit, Stuhl und Darmwinde sicher zu halten.
- **Unangenehmes Gefühl unvollständiger Entleerung.**
- **Schmerzen beim Stuhlgang.**
- **Brennen und Schmerzen im Rektum.**
- **Schleimiges Sekret** ist vor allem ein Kennzeichen der prolabierenden Hämorrhoiden.
- **Analprolabs** (Vorfall der Analschleimhaut).
- **Anitis** (Entzündung der Analregion).
- **Prokitis** (Mastdarmentzündung).
- **Analekzem.**

Hämorrhoiden können zudem mehrere Komplikationen verursachen, so etwa Thrombosen oder eine Strangulation, wenn sich in der Vene ein Blutgerinnsel bildet, die Vene nicht mehr in ihre Ausgangslage im Anus zurückkehren kann und die Blutzufuhr dadurch gehemmt wird. Das führt zumeist zu starken Schmerzen und muss dringend behandelt werden.
Stärkere und längere Blutungen können zudem zu einer Eisenmangel-Anämie führen.
Auch Störungen der Stuhlkontinenz sind möglich.

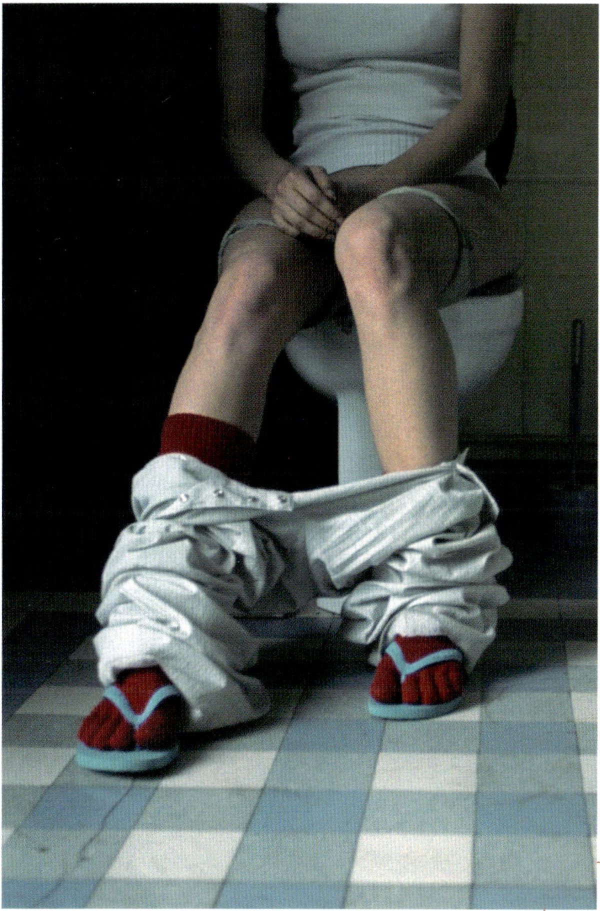

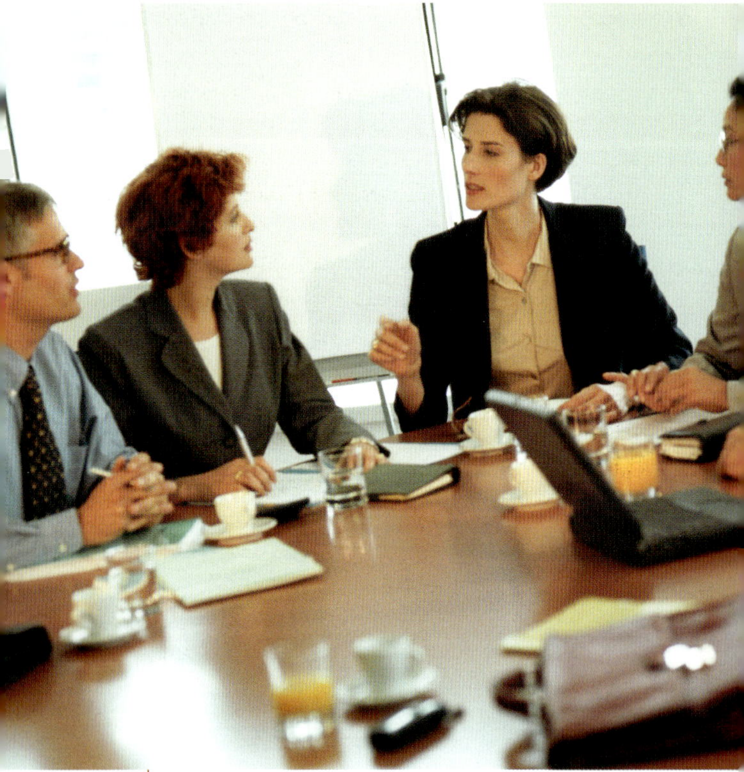

Gründe

Während in ländlichen Gebieten Schwarzafrikas die Erkrankung auch heute praktisch unbekannt ist, leiden in den Industriestaaten bis zu fünfzig Prozent der Bevölkerung – zumindest einmal in ihrem Leben – an Hämorrhoiden und damit verbundenen Beschwerden. Warum bei manchen Menschen Hämorrhoidalleiden entstehen und bei anderen nicht, ist letztlich nicht eindeutig zu erklären. Es gibt zwar eine Reihe von auslösenden Gründen (siehe unten), die aber nicht bei allen Menschen zum Tragen kommen. Zumeist gehen die Beschwerden auf die typischen Begleiterscheinungen des „modernen" Lebens zurück. Dazu zählen:

- ballaststoffarme Kost,
- mangelnde Flüssigkeitszufuhr,
- Bewegungsmangel verbunden mit sitzender Tätigkeit im Büro und zu Hause (Fernsehen, Computer),
- lange Toilettensitzungen,
- chronische Obstipation (Verstopfung) mit der Notwendigkeit, beim Stuhlgang stark zu pressen,
- fettreiche Mahlzeiten,
- Alkoholmissbrauch (Leberzirrhose/Pfortaderthrombose),

- Stress,
- hoher Ruhedruck des Schließmuskels,
- kaltes Sitzen,
- zu enge Kleidung.

Auch während einer Schwangerschaft und unmittelbar nach der Geburt treten bei Frauen nicht selten Hämorrhoiden auf.

Manche Patienten weisen auch eine angeborene Schwäche der Venen im Analkanal auf und sind daher für Hämorrhoiden besonders anfällig.

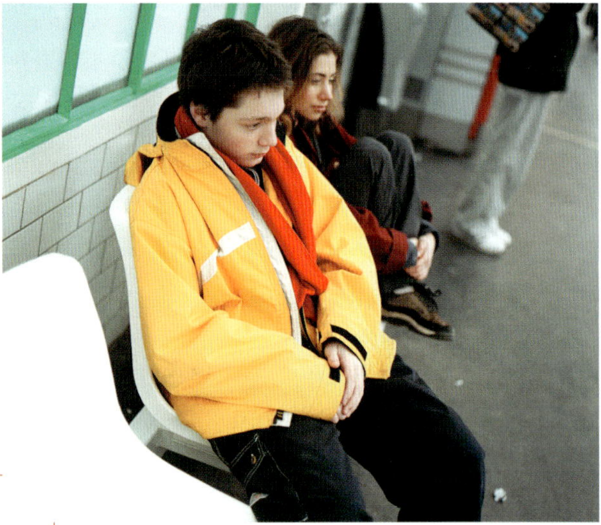

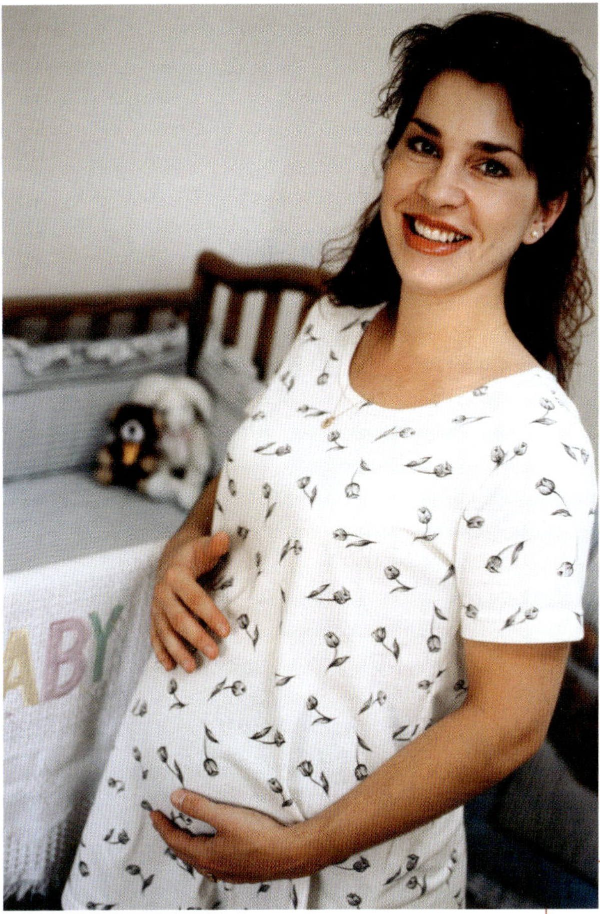

Die Untersuchung

Kommt ein Patient wegen Blutabgängen aus dem After verbunden mit Hämorrhoidenbeschwerden zum Arzt, so ist eine Dickdarmuntersuchung – unabhängig vom Alter des Patienten – vor einer eventuellen Operation obligatorisch. Neben den offensichtlichen Hämorrhoiden können sich nämlich viel schwerwiegendere Erkrankungen wie etwa Anus- oder Rektumkarzinom verbergen, die nicht übersehen werden dürfen.

Fallbeispiel:
Ein 47-jähriger Krankenpfleger suchte meine Ordination wegen seit langer Zeit bestehender Hämorrhoidalbeschwerden auf, seit einigen Tagen aber verbunden mit hellroten Blutabgängen, und forderte höflich einen raschen Operationsbeginn. Die im Aufklärungsgespräch als obligat vor der Operation dargestellte Colonoskopie wurde vom Patienten abgelehnt. Er verließ sogar die Ordination, nachdem ich mich geweigert hatte, ihn ohne Untersuchung zu operieren.

Zwei Tage später erschien er jedoch wieder und vereinbarte einen Termin für die Dickdarmspiegelung. Bei der Untersuchung, die völlig schmerzfrei in Sedierung durchgeführt wurde, fand sich dann in 30 cm Höhe ein blutender 3 cm großer gestielter Polyp, der in der gleichen Sitzung – endoskopisch nach Unterspritzung der Basis – mit der Elektroschlinge entfernt wurde.
Die histologische Aufarbeitung des Polypen ergab eine Frühform eines bösartigen Dickdarmtumors, wobei der Stiel jedoch tumorfrei war. Damit gilt der Patient als geheilt und ist seither in einem endoskopischen Nachsorgeprogramm.
Der sehr dankbare Patient antwortete auf meine Frage, warum er sich so sehr gegen die Dickdarmspiegelung gewehrt hatte, mit dem klassischen Ausspruch: „Ich habe gehört, dass die Untersuchung unglaublich weh tut."

Historisch betrachtet stimmt das – von der Schmerzempfindung sehr individuell unterschiedlich ausgeprägt – sogar. Früher war es nämlich so, dass nur der untersuchende Arzt direkt ins Gerät (Glasfasergeräte) schaute, die assistierende Pflegeperson schob das Gerät blind. Damit waren Schmerz-

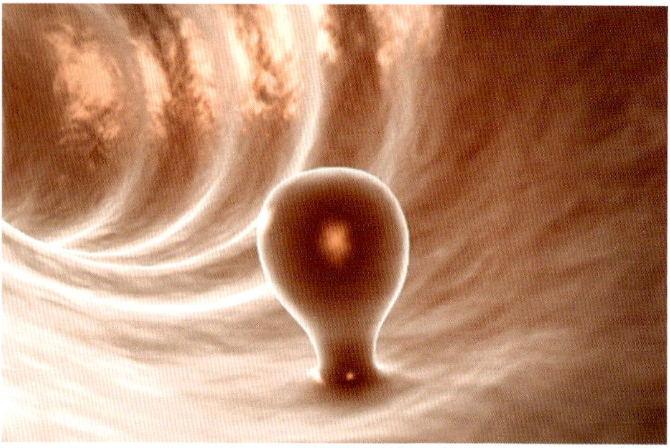

3D-Computersimulation eines gestielten Dickdarmpolypen

äußerungen des Patienten ein wertvoller Indikator für die Schwester, vorsichtig zu sein oder das Gerät nicht weiter zu schieben.

Heute gilt dieses technisch bedingte Argument nicht mehr. Alle an der Untersuchung beteiligten Personen können die gesamte Untersuchung in Echtzeit am Bildschirm – wie beim Fernsehen zu Hause – verfolgen. Die assistierende Pflegeperson ist nicht mehr auf Schmerzen des Patienten angewiesen.

Damit ist der Weg frei für eine gefahrlose Sedierung, die mit geeigneten Medikamenten erlaubt, die Untersuchung völlig schmerzfrei zu gestalten.

Eines der verwendeten Medikamente – Midazolam (Dormicum)– führt auch zu einer angenehmen antegraden Amnesie, d.h., man kann sich nachher nicht an die Untersuchung erinnern.
Sie sehen an nachfolgender Grafik wie durch eine kleine, aber wichtige Maßnahme – nämlich die Sedierung –, die ich sofort nach Übernahme der chirurgischen Abteilung im Herz-Jesu-Krankenhaus Wien im August 2001 eingeführt hatte, die Untersuchungsfrequenz gestiegen ist.

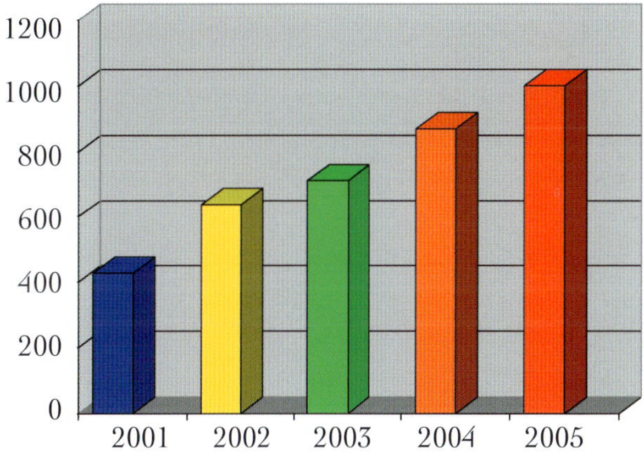

Steigerung der Anzahl der Colonoskopien um fast 250 Prozent durch Einführung der Sedierung am Wiener Herz-Jesu-Krankenhaus

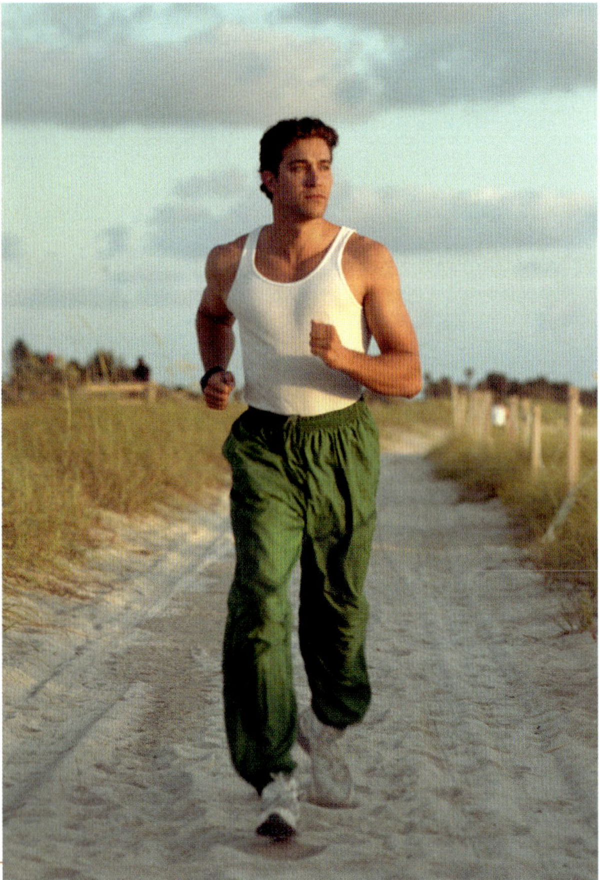

Therapie in leichteren Fällen
Ernährung und Heilpflanzen

Diagnostiziert der Arzt nur leichte Fälle von Hämorrhoiden, können sich bereits kleinere Umstellung in der Ernährung als zielführend erweisen. Gegen festen Stuhl hilft die vermehrte Aufnahme von Flüssigkeit, idealerweise Wasser, aber auch eine ballaststoffreichere Ernährung. Regelmäßige körperliche Bewegung ist ebenfalls für einen geregelten Stuhlgang hilfreich (vgl. Seite 96 ff).

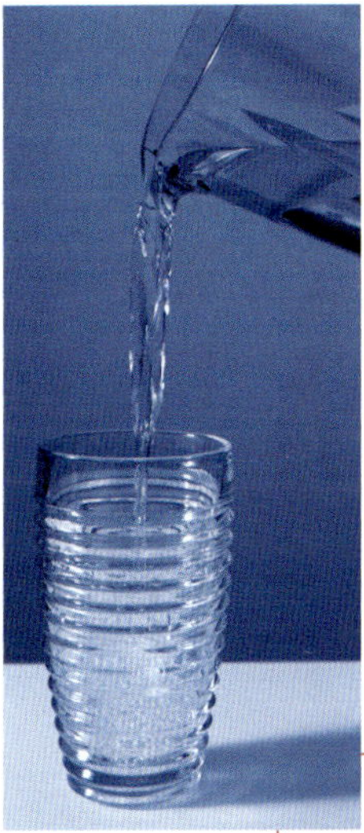

Seit vielen Jahrhunderten werden Heilpflanzen, Kräuter und Öle von Ärzten und naturheilkundigen Laien bei Hämorrhoidalleiden eingesetzt und sorgfältig für die Nachwelt dokumentiert.
Ohne Anspruch auf Vollständigkeit erheben zu wollen, folgen exemplarisch einige wichtige Vertreter.

Stechender Mäusedorn (Ruscus aculeatus)

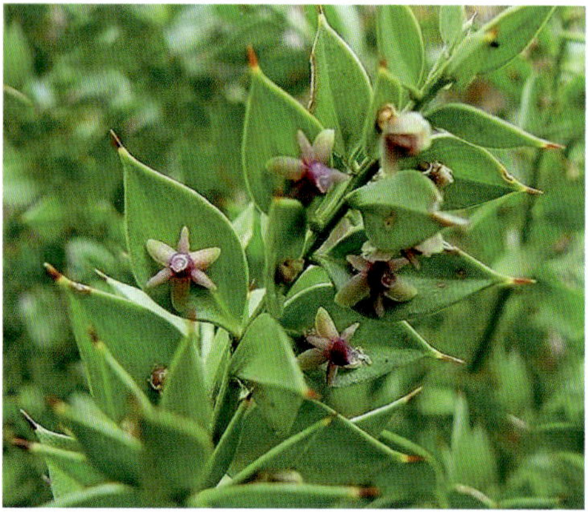

Der ungewöhnliche Name der mediterranen Pflanze stammt vermutlich daher, dass sie auf Grund sehr spitzer Seitensprossen früher in die Speisekammer zum Fleisch gehängt wurde, um zuverlässig Mäuse fernzuhalten.

Es handelt sich um eine Pflanze, die heute in Frankreich und Italien bereits als Mittel der ersten Wahl bei Venenerkrankungen eingesetzt wird. Die ersten arzneilichen Anwendungen finden sich aber bereits in der Antike und auch im Mittelalter. Die Pflanze ist fester Bestandteil der großen Kräuterbücher des 16. und 17. Jahrhunderts.

Die aus der Wurzel extrahierten Inhaltsstoffe – nach Wiederentdeckung der Pflanze in den fünfziger Jahren – sind Ruscogenin und Neoruscogenin, die in der Hämorrhoidalbehandlung Anwendung finden.
Die Wirkstoffe der Ruscuswurzel haben auch eine Schutzfunktion auf die Venenstützfaser Elastin, wodurch die Venen ihre Elastizität behalten.

Hamamelis virginiana

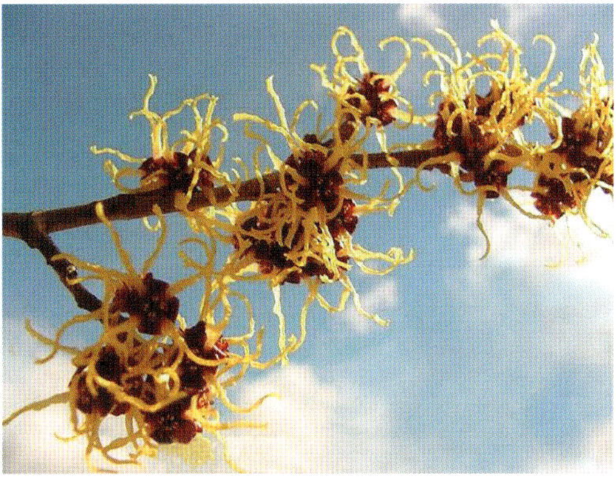

Eine der wenigen im Winter blühenden Pflanzen, die aus der indianischen Heilkunde Nordamerikas in die europäische Homöopathie übernommen wurde.
Dr. med. James Compton Burnett (1840–1901), Autor des Bestsellers „Fünfzig Gründe, Homö-

opath zu sein“, verwendete Hamamelis aufgrund der venösen Kongestion als zentrale Arznei bei Hämorrhoidalbeschwerden. Er verabreichte mit der Tinktur getränkte Umschläge, die er als äußere Auflage über Nacht anlegte. Bemerkenswert ist, dass die Wirkung der Pflanze durch vorangegangenen venösen Stau äußerst positiv beeinflusst wird.
Hamamelisblätter enthalten 3 bis 8 Prozent Gerbstoffe – in der Hauptsache Gallotanine.
Mit seiner Methode erreichte Burnett übrigens deutlich bessere Ergebnisse in der Hämorrhoidenbehandlung als die Chirurgen seiner Zeit.

Rosskastanie (Aesculus hippocastanum)

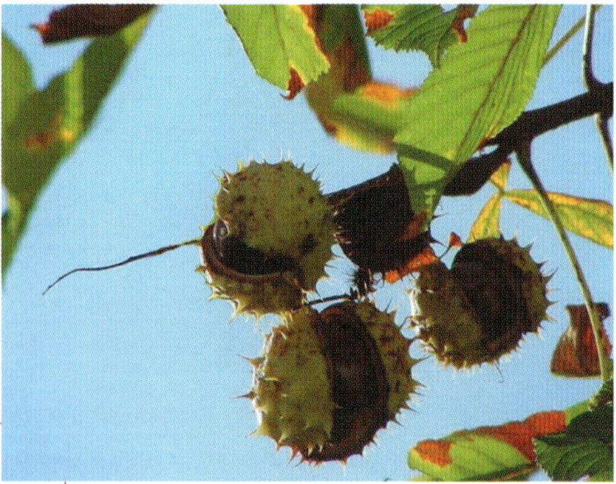

Der ein Alter von bis zu 500 Jahren erreichende und bis zu 30 Meter hohe Baum stammt ursprünglich aus Westasien und Südosteuropa.
Der Leibarzt des kaiserlichen Diplomaten Augier Ghiselin de Busbecq in Istanbul, Dr. Willem Quackelbeen, war es, der 1557 als erster von der Kastanie berichtete. In einem Brief schrieb er: „Häufig kommt hier eine Art der Kastanie vor, die das Wort Ross als Beinamen hat, weil sie erkrankten Pferden, besonders bei Husten und Wurmkrankheiten, Erleichterung verschafft."
Carolus Clusius pflanzte 1576 als kaiserlicher Direktor der botanischen Gärten in Wien die ersten Kastanienbäume an, die wahrscheinlich als Früchte im Diplomatengepäck aus Istanbul kamen. Der wegen der Schatten spendenden Wirkung sehr beliebte Baum wurde dann durch Verteilung der Baumsamen rasch an die Adelshäuser in und um Wien verteilt und so auch in Europa verbreitet.
Für medizinische Anwendungen werden sowohl die Blätter, Blüten und Früchte als auch die Rinde verwendet. Inhaltsstoffe sind Aesculin, Aescin und Flavone.

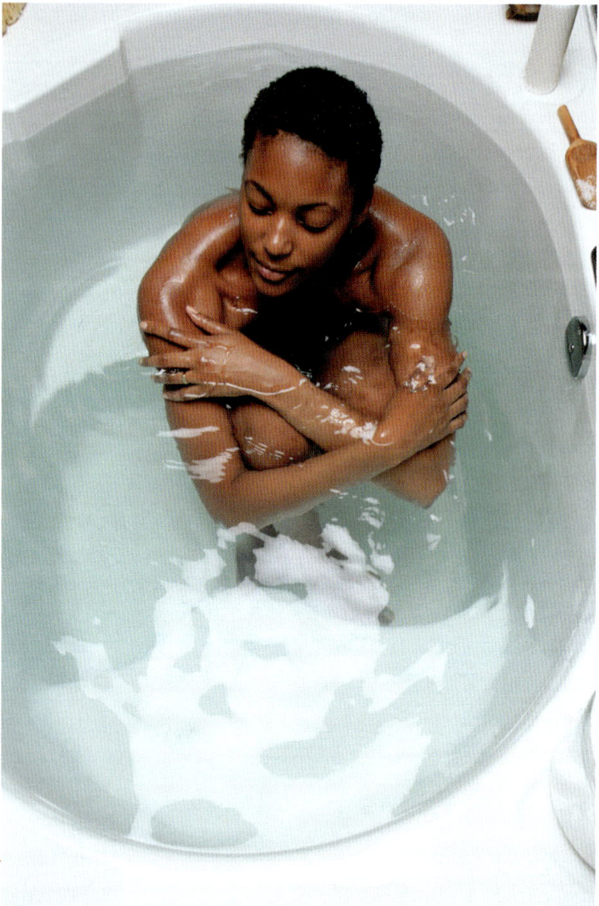

Rezept für ein Voll- oder Teilbad:
Ein Kilogramm zerkleinerter Früchte und Rinde (eventuell auch jeweils einzeln) kurz aufkochen. Zehn Minuten ziehen lassen. Der Absud wird dem Badewasser beigefügt.

Eichenrinde

Verwendung finden junge Blätter, die Rinde und die Frucht (Eichel). Die Pflanze enthält Gerbstoffe, die zu einer Eiweißquellung führen und dadurch eine zusammenziehende und entzündungshemmende Wirkung erzielen.

Rezept für ein Voll- oder Teilbad mit Eichenrindensud:
0,5 kg Eichenrinde zwei Stunden lang in reichlich Wasser kochen, anschließend abseihen, ergibt einen Badezusatz für ein – kühles! – Sitzbad mit sehr gutem Ergebnis.
Achtung auf die Temperatur! Das Sitzbad darf höchstens lauwarm sein, da die Eichenrinde zwar eine sehr stark abschwellende Wirkung auf die

Hämorrhoiden hat, warmes Wasser allerdings deutlich gefäßerweiternd wirkt und damit die Wirkung der Eichenrinde nicht nur aufhebt, sondern die Situation insgesamt deutlich verschlechtert!

Das fertige Extrakt kann aus Praktikabilitätsgründen kostengünstig auch in den meisten Apotheken bezogen werden.
Ähnlich gute Wirksamkeit lässt sich natürlich auch mit den allgemein bekannten Kamillenbädern erzielen.
Die komplette Aufzählung aller weiteren gegen Hämorrhoiden wirksamen Kräuter und Pflanzen würde den Rahmen dieses Buches sprengen.

Erwähnt seien aber zumindest

- Gänsefingerkraut,
- Ackerschachtelhalm,
- Königskerze (deren Blüten aus den Kelchen gezupft und getrocknet werden),
- Mönchspfeffer,
- Beifuß,
- Hirtentäschel,
- Steinklee,
- Niaouli.

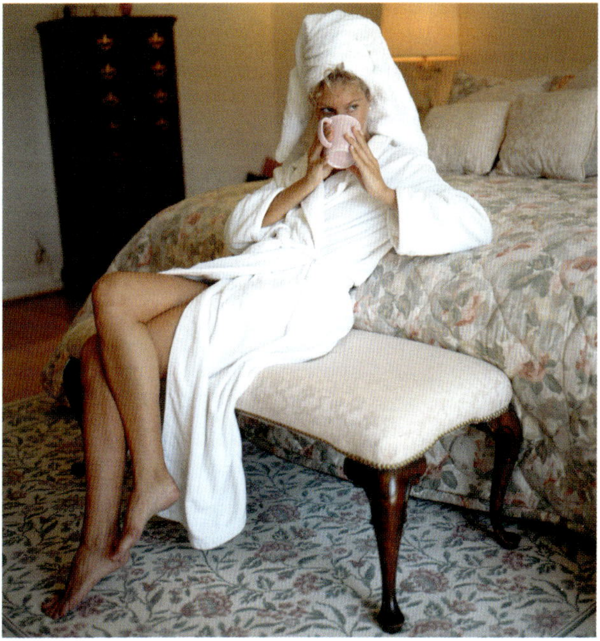

Rhabarbertee:

1 Teelöffel grobes Rhabarberwurzelpulver mit 1/4 l heißem Wasser aufgießen. 10 Minuten ziehen lassen und abseihen. Abends eine Tasse Tee bei Hämorrhoidalbeschwerden.

Schwarzer Holunder ist ein Strauch, aus dessen Holz nach bäuerlicher Tradition Zauberstäbchen gemacht wurden. Folgende Prozedur wurde bei Hämorrhoiden angewandt: Bei abnehmendem Mond wurde ein gepflückter Holunderzweig auf der linken Seite der Brust mit einem Pflaster befestigt. Nach 15 Tagen wurde der Zweig entfernt, die Hämorrhoiden sollen verschwunden sein.

Gute Wirksamkeit zeigen auch viele ätherische Öle. Zu nennen sind beispielsweise

- Johanniskraut,
- Myrrhe,
- Petersilie,
- Wacholder,
- Weihrauch.

Die moderne konservative Therapie

Mit Hilfe medikamentöser Therapie, Hämorrhoidensalben/Suppositorien und entzündungshemmenden Zäpfchen können leichtere Beschwerden gut gemildert werden.
Salben, Zäpfchen & Co. sollten prinzipiell erst zur Anwendung kommen, wenn eine ärztliche Untersuchung erfolgte und daher klar ist, dass der Patient wirklich an Hämorrhoiden leidet.
Die meisten Präparate enthalten eine Kombination aus schmerzstillenden und entzündungshemmenden Substanzen, die zu einer vorübergehenden Besserung der Beschwerden führen. Die Hämorrhoiden selbst werden dadurch aber kaum zurückgebildet. Tritt bei der Anwendung Juckreiz auf, kann eine Allergie gegen das Medikament vorliegen.
Die Wirksamkeit von Salben, Cremes, Lösungen, Zäpfchen oder Analtampons beschränkt sich im Wesentlichen auf die leichteren Formen von Hämorrhoidalleiden. In den höheren Stadien

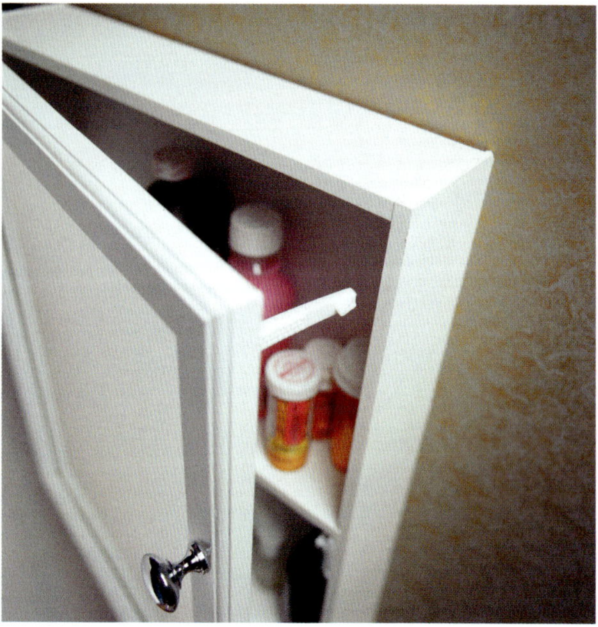

(Stadieneinteilung siehe Seite 22) ist diese Behandlung sicherlich nicht mehr ausreichend.
Bei der medikamentösen Behandlung werden unterschiedliche Wirksubstanzen eingesetzt, dazu gehören etwa Lidocain, Cinchocain oder Fluocinolon. Cinchocain und Lidocain hemmen die Weiterleitung von Schmerzreizen in den Nerven und zählen

zu den Lokalanästhetika, die eine örtliche Betäubung bewirken, womit Schmerzen und Juckreiz gelindert werden. Die Wirkung tritt innerhalb weniger Minuten ein und hält mehrere Stunden. Erfolgt innerhalb einer Woche keine Besserung der Beschwerden, sollten Sie erneut Ihren Arzt aufsuchen.

Medikamente mit Glukokortikoide sollten nur kurzfristig verwendet werden, da durch die entzündungshemmenden Substanzen die Infektionsanfälligkeit der Schleimhaut erhöht wird.

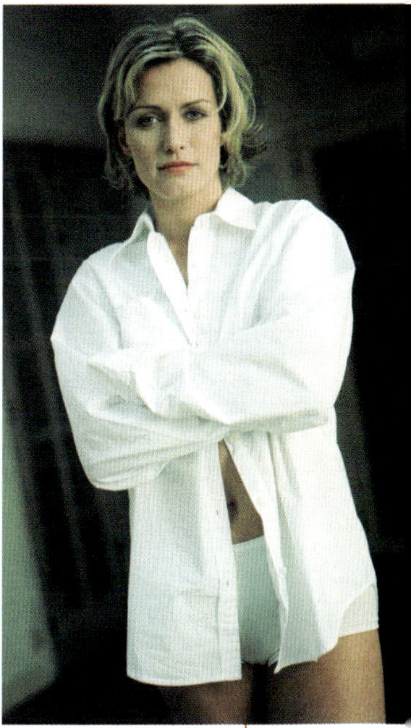

Von der Verwendung von Feuchttüchern ist eher abzuraten, da ein feuchtes Milieu die Entstehung von Ekzemen fördert.

Ideal ist Unterwäsche aus 100-prozentiger Baumwolle. Sie ist hautfreundlich, atmungsaktiv und schweißabsorbierend – außerdem kann sie, weil auskochbar, hygienisch einwandfrei aufbereitet werden.

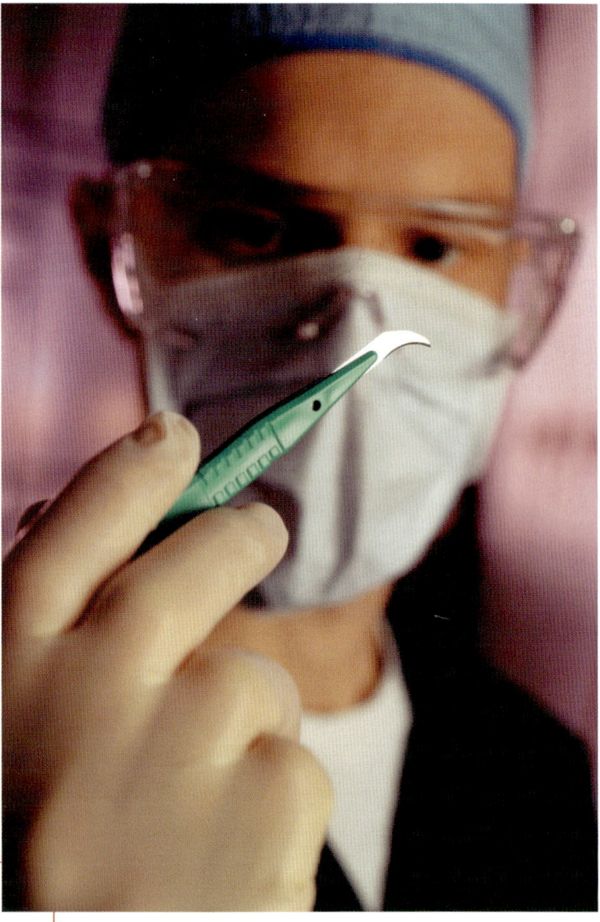

Die operative Therapie

Schon anhand der Fülle der unten aufgezählten operativen Verfahren ist ersichtlich, dass sich letztlich keine der doch sehr zahlreichen Möglichkeiten als „Sieger" durchsetzen konnte. Dies liegt einerseits daran, dass Sklerotherapie und Gummibandligatur nur für die Hämorrhoiden-Stadien 1 und 2 geeignet sind. Das Verfahren der Kryotherapie ist aufgrund schlechter Ergebnisse hingegen weitgehend verlassen worden. Die eigentlichen operativen Verfahren lassen sich durch den letztlich fehlenden Therapiekonsens, der auf die individuellen Vorlieben der operierenden Chirurgen zurückgeht, aber auch durch informierte Patienten gefordert wird, nur sehr schwer miteinander vergleichen.

Sklerotherapie (Verödung)

Bei der Verödung wird eine Lösung in die Knoten gespritzt, die diese absterben lässt. Dabei wird ein so genanntes Proktoskop zur Hilfe genom-

men, über das mit einer Injektionsnadel die Lösung direkt in die Hämorrhoidenknoten gespritzt wird.
Die Lösung ist ein Antivaricosum, das entweder aus einer Chinin-Hydrochlorid-Lösung oder – bei Allergie gegen Chinin – aus einer Zink-Alkohol-Lösung besteht, die eine Entzündung des Gewebes bewirkt, das dann abstirbt. Die Verwendung von 5 % Phenollösung in Pflanzenöl geht auf das Jahr 1928 zurück, heute wird die 5 %ige Phenollösung in Mandel- oder Erdnussöl verwendet. Dadurch soll lokal die Durchblutung gestoppt werden und die Hämorrhoiden schrumpfen.
Üblicherweise werden ambulant drei Behandlungen im Abstand von vier bis sechs Wochen durchgeführt. Das Verfahren darf aber nur bei Patienten zur Anwendung kommen, deren Darm ansonsten gesund ist. Bei entzündlicher Darmerkrankung, bei akut entzündeten Hämorrhoiden, bei Schwangeren, bei schwerem Bluthochdruck und bei Thrombosenneidung ist die Verödung nicht angezeigt.
Da bei der Verödung niemals der gesamte Schwellkörper behandelt wird, kann es zu Rückfällen und neuerlichen Hämorrhoidalleiden kommen. Aus diesem Grund sind mit der Behandlung eine Nahrungsumstellung auf ballaststoffreiche Kost, mehr körperliche Bewegung oder bei Bedarf auch

Gewichtsreduktion wichtig, damit dieses Risiko minimiert wird.

Vorteil:	Nachteil:
ambulantes Verfahren	Wirksamkeit nur in 10 bis 46 % der Fälle
billig	Fehlinjektionen in die Prostata oder die Samenbläschen möglich – schlagartig massive Schmerzen, Gefahr der Infektion mit Spitalseinweisung und Antibiotikatherapie.
schmerzarm	Mandelöl bindet Phenol und verringert dadurch die Phenolkonzentration im Gewebe.

Gummibandligatur (nach Barron)

Mit einem speziellen Gerät wird ein enges Gummiband über die Hämorrhoide gelegt. Nach einigen Tagen fällt der so abgebundene Knoten gemeinsam mit dem Gummiband unbemerkt und schmerzlos ab. Unmittelbar auftretende Schmerzen sind auf ein zu tiefes Setzen des Gummibandes – im sensiblen Anoderm – zurückzuführen. Die Entfernung des Gummibandes bewirkt Schmerzfreiheit.

Tritt der Schmerz aber erst einige Stunden nach Setzen des Gummibandes ein, ist es durch Thrombo-

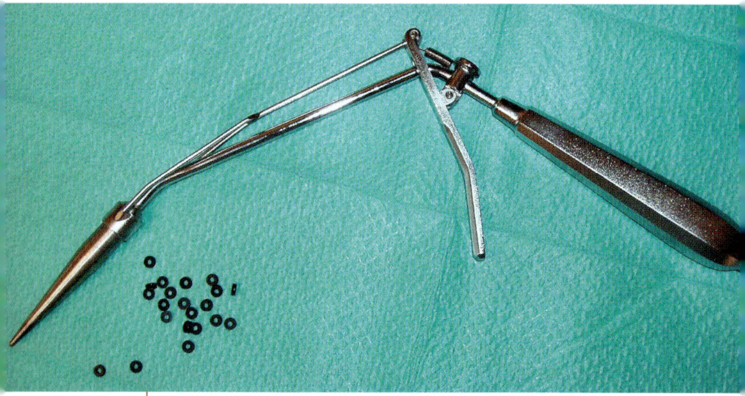

sierung eines Gefäßes, das die sensible Schleimhaut versorgt, zu einer Durchblutungsstörung gekommen. Die Entfernung des Gummibandes hat keinen schmerzstillenden Effekt! Der Schmerz kann bis zu einer Woche bestehen bleiben. Der Arzt muss daher seinen Patienten diesbezüglich genau aufklären und eine möglich Schmerztherapie vorsehen.

Vorteil:	**Nachteil:**
ambulantes Verfahren	In 5 % der Fälle treten Komplikationen auf: Schmerzen, Blutungen, manchmal sind sogar Bluttransfusionen nötig.
billig	
bessere Ergebnisse als Verödung oder Infrarotkoagulation	
Anästhesie nicht nötig	

Infrarotkoagulation

Es wird gepulstes Licht mit einer Impulsdauer von 0,2 bis 2 Sekunden verwendet, das von einer Niederspannungs-Wolfram-Halogenlampe erzeugt wird. Das Licht wird an der Basis der Hämorrhoide angewandt.

Vorteil:	**Nachteil:**
angeblich weniger schmerzhaft	teuer
ambulantes Verfahren	kein wissenschaftlicher Vorteil zur Sklerotherapie oder Gummibandligatur
	mehrfache Behandlungen nötig

Kryotherapie

Heute weitgehend verlassene Methode, bei der flüssiger Stickstoff (–180°C) mittels speziell geformter Metallsonden auf die Hämorrhoiden aufgebracht wurde.

Vorteil:	Nachteil:
billig	Narkose üblicherweise nötig
	Schmerzen
	Krämpfe
	verzögerte Wundheilung
	übelriechender Ausfluss über längere Zeit möglich
	Verletzungen des Schließmuskels möglich

1979 berichte Dr. Keighley bereits darüber, dass Patienten nach einem Jahr nach Gummibandligatur nur in 18 % wieder Symptome aufwiesen, in der Kryotherapiegruppe waren es aber 56 %.

Operation nach Milligan-Morgan

Die 1937 entwickelte Operationsmethode ist heute ein „Klassiker", bei dem die drei größten Knoten ausgeschnitten werden. Die Wunde wird offen behandelt. Die Wundpflege erfolgt während der gut 2- bis 3-wöchigen Heilphase mit Sitzbädern. Die Patienten klagen häufig über starke Schmerzen – besonders beim ersten Stuhlgang.

Operation nach Parks

Bei dieser seit 1956 bekannten Methode werden ebenfalls die drei größten Knoten ausgeschnitten, im Gegensatz zum Verfahren nach Milligan-Morgan bestehen aber aufgrund des fast vollständigen Wundverschlusses deutlich weniger Schmerzen. Es wird nämlich die Analhaut mit einer fortlaufenden Naht verschlossen, die Haut selbst bleibt aber offen. Dadurch ist auch die Zeit der Rekonvaleszenz verkürzt.

Operation nach Ferguson

Diese erstmals 1959 in den USA propagierte Methode unterscheidet sich von den beiden anderen durch einen kompletten Verschluss der Wunde. Die deutlich reduzierten Schmerzen und der wesentlich schnellere Heilungsprozess werden aber mit dem Risiko eines Blutergusses unter der verschlossenen Haut erkauft.

Operation nach Longo: PPH-Verfahren

(Procedure for Prolapse and Hemorrhoids)

Bei dieser 1993 von dem Italiener A. Longo entwickelten Methode wird 4 cm oberhalb des schmerzempfindlichen Areals der Analhaut mit einem kreisrunden Klammernahtgerät ein Schleimhautzylinder entfernt und die beiden Enden der Schleimhaut werden gleichzeitig mit vielen kleinen Titanklammern verbunden. Diese winzigen Klammern gehen im Laufe der nächsten Monate unbemerkt und schmerzlos mit dem Stuhlgang ab. Somit kommt es zu einer Raffung der Schleimhaut („Anallifting")

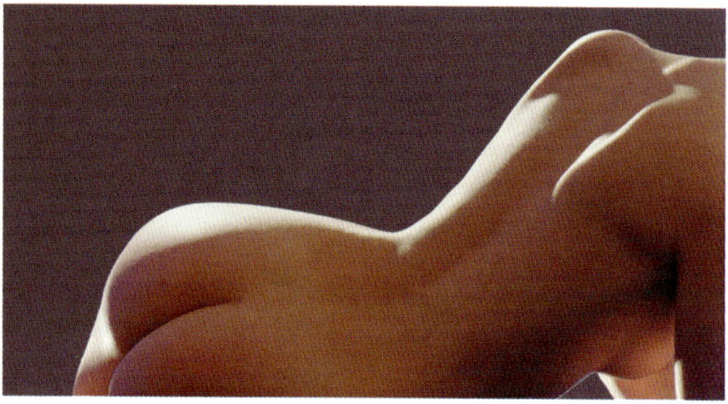

mit gleichzeitiger Drosselung der Blutzufuhr im Hämorrhoidalbereich.
Ideale Indikationen bestehen unserer Erfahrung nach bei Hämorrhoiden zweiten Grades mit wiederkehrenden Blutungen und bei Hämorrhoiden im Stadium 3.
Dr. Longo veröffentlichte seriöserweise seine ersten Operationsergebnisse erst nach drei Jahren, um damals wenigstens über eine gewisse Nachbeobachtungszeit berichten zu können.
Inzwischen gibt es aber ausreichend viele, allen wissenschaftlich geforderten Kriterien gerecht werdende Studien in den gängigen medizinischen Topjournalen.
Es besteht allerdings die Möglichkeit eines so genannten postoperativen imperativen Stuhldrangs, der in etwa zehn Prozent auftritt und sich üblicherweise aber bald rückbildet.

Vorteil:	**Nachteil:**
keine offene Wunde	Einmalgerät relativ teuer
geringe Schmerzen auch beim sonst gefürchteten ersten Stuhlgang	Bei Nichtbeachtung der Operationstechnik wurden ernsthafte Komplikationen beschrieben (Fisteln, Abszesse, Inkontinenz etc.).
bei sorgfältiger Beachtung der Operationstechnik geringe Komplikationsrate	
Verkürzung des Spitalsaufenthalts und der Krankenstandsdauer	
angenehme, nicht schmerzhafte und kurze Nachbehandlung	
schmerzstillende Arzneimittel werden kaum benötigt	

In einem kürzlich in der österreichischen Zeitschrift Qualitas verfassten Artikel wurden bisher ungewöhnliche gesamtökonomische Überlegungen in der Hämorrhoidenbehandlung angestellt und bei zwei Operationsverfahren die Kosten gegenübergestellt. Ausgehend von der höchst innovativen Überlegung, alle volkswirtschaftlich, betriebswirtschaftlich und extramural (außerhalb des Krankenhauses) anfallenden relevanten Kosten miteinander zu vergleichen (und nicht – wie sonst leider üblich – nur die Verbrauchsmaterialien im Operationssaal), zeigte sich ein überraschend deutlicher Vorteil der Operation nach Longo gegenüber der Operation nach Milligan-Morgan. Die Autoren errechneten eine Kostenersparnis von immerhin € 553,29 pro Eingriff.

Computersimulation einer Longooperation

Anhand eines 3D-Modells von Hämorrhoiden im Stadium 3 wird die Operation nach Longo hier dargestellt. Verwendet wurde dazu das Softwareprogramm 3D-Studio Max, mit dem auch einige Sequenzen des Films „Krieg der Sterne“ computersimuliert wurden (Ausführung: Dr. Georg Slavka; georg.slavka@chello.at).

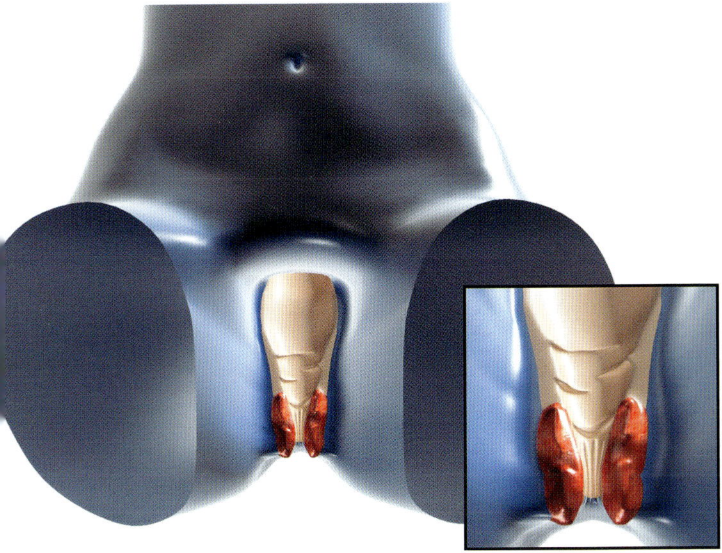

Man sieht Hämorrhoiden im Stadium 3 (manuell reponierbar), die sicher die ideale Indikation für die Operation nach Longo darstellen. Eine Ausnahme für diese Operationsmethode stellen sehr stark übergewichtige Männer dar, da aufgrund der anatomischen Gegebenheiten die Gefahr besteht, dass die Klammernahtreihe zu tief platziert wird und postoperative Schmerzen die Folge wären.

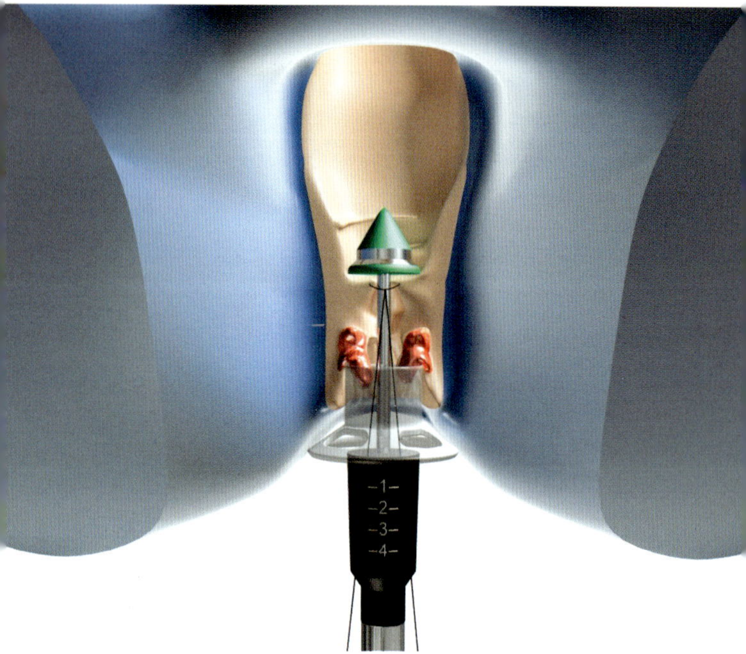

Der Stapler in Aktion: Die Maschine wird gerade geschlossen, anschließend abgefeuert.

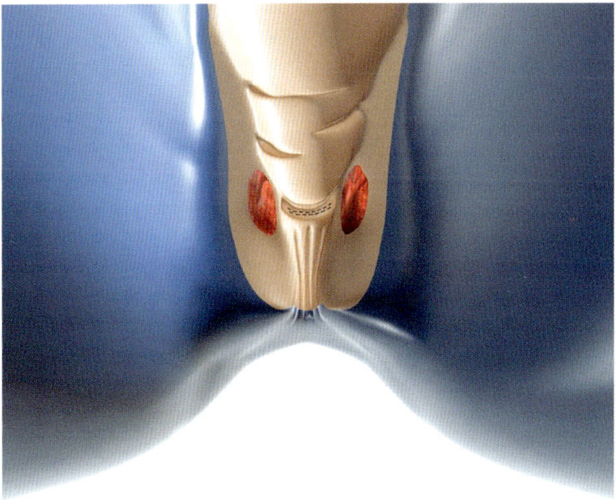

Die Operation ist beendet, die Klammernahtreihe perfekt angelegt und die Hämorrhoiden sind in den Analkanal gerafft.

Computersimulation – making of

Zu Beginn der Simulation wird ein Gitternetzmodell aufwändig dreidimensional konstruiert, das dann mit Texturen überzogen wird. Diese Texturen können Operationsbilder oder, wie im Beispiel des Staplers, farbige Unterlagen aus einem Firmenprospekt sein. Das Besondere an diesen Simulationen ist, dass sie, wenn sie fertig modelliert und mit der gewünschten

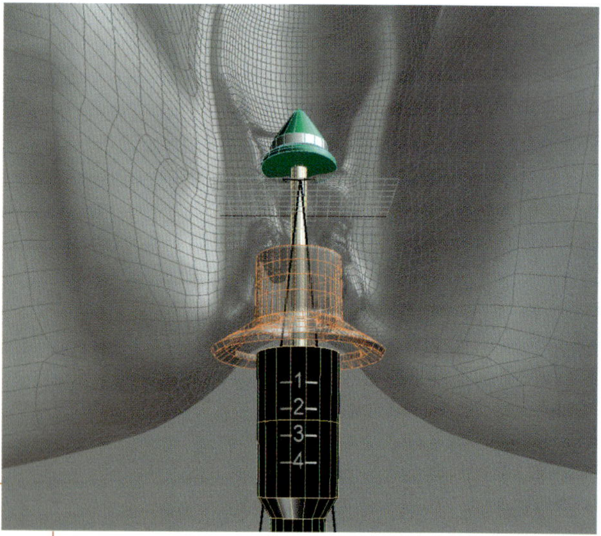

Textur überzogen sind, relativ einfach aus jedem Blickwinkel betrachtet werden können, man kann sie in alle Richtungen und Ebenen schwenken.
Computerberechnet lassen sich dann daraus – fast automatisch – Filmsequenzen darstellen.

Operation nach Morinaga
(HAL – Hämorrhoiden-Arterien-Ligatur)

Dieses 1990 in Japan entwickelte Verfahren besticht dadurch, dass in einem kurzem Operationsproktoskop (auf dem Foto auf Seite 70 das durchsichtige Rohr am Handgriff) eine Dopplersonde eingebaut ist, die mit einem Ultraschallgenerator verbunden ist. Damit kann gezielt die zuführende Arterie aufgesucht und mit einer Naht umstochen werden. Die gedrosselte Blutzufuhr führt zu einer gewünschten Schrumpfung der behandelten Hämorrhoide. Die Naht liegt in einem schmerzfreien Bereich, daher bestehen nach dem Eingriff so gut wie keine Beschwerden.

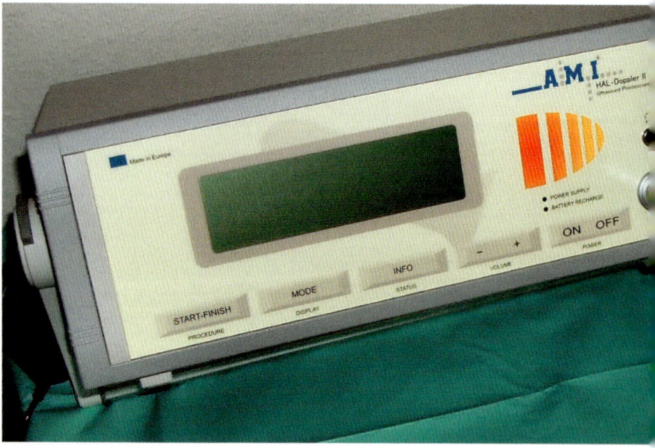

Operationsproktoskop

Vorteil:	**Nachteil:**
technisch einfach	Ultraschallgenerator relativ teuer, amortisiert sich aber rasch!
schmerzfrei	
ambulantes Verfahren möglich	
Verbrauchsmaterial relativ preiswert	

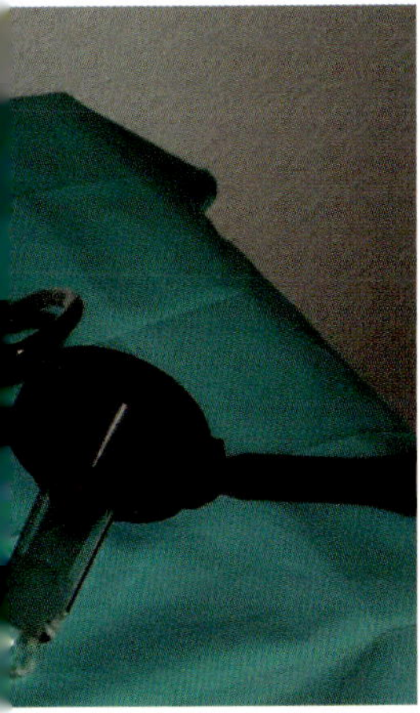

Die neueste Entwicklung der sehr innovativen österreichischen Firma AMI mit Sitz in Feldkirch stellt die **RAR-Methode** (RAR = rectoanalrepair) dar. Es handelt sich dabei um eine – derzeit nur in Studien verfügbare – Kombination der HAL-Methode mit einem modifizierten Operationsproktoskop und einer Schleimhautraffung mittels fortlaufender Naht an den vorgefallenen Stellen. Damit wäre eine Behandlung des Stadiums 4, das bisher den so genannten resezierenden Verfahren (Milligan-Morgan, Parks) vorbehalten war, möglich. Die Studienergebnisse werden jedenfalls gespannt erwartet.

Minimal-invasive, subanodermale, submuköse Hämorrhoidektomie

Einen interessanten Ansatz zur Kombination der Hämorrhoidenoperation mit modernen Gerätschaften aus der Orthopädie zeigt diese Methode.
Nachdem die zuführende Arterie unterbunden ist, wird im schmerzfreien Randbereich der Analhaut ein kleiner Einschnitt angelegt. Anschließend wird ein rotierendes Messer, verbunden mit einer Absaugvorrichtung, ein so genannter Shaver, eingeführt und die Hämorrhoiden werden entfernt. Diese Shaver wurden in den späten 70er Jahren erstmals bei Kniegelenkspiegelungen eingesetzt und seither auch für andere Bereiche weiterentwickelt (z.B. in der Varizenchirurgie).
Abschließend wird die vorgefallene Schleimhaut durch Raffnähte nach innen verlagert.

Komplikationen der operativen Therapie

Als Komplikationen werden in der Literatur Blutung, Entzündungen und Analfissur, Analstenose und Kontinenzprobleme mit unter 3 % angegeben. Lediglich eine Harnverhaltung, besonders bei älteren Patienten, kann in 10 bis 20 % der Fälle auftreten, wobei eine wesentliche Reduzierung dieser postoperativen Komplikation durch eine sehr zurückhaltende Flüssigkeitszufuhr vor, während und nach der Operation erreicht werden kann. Entscheidend für Behandlungsergebnisse sind eine sorgfältige Patientenselektion sowie eine adäquat durchgeführte chirurgische Technik unter maximaler Schonung des Verschlussapparates und der Analhaut und damit der Kontinenzleistung.

Nachbehandlung

Nach der Operation sollen die Patienten viel trinken und faser- und ballaststoffreiche Kost essen, damit der Stuhlgang weich wird. Körperliche Bewegung begünstigt regelmäßigen Stuhlgang. Postoperativ kann aber die Gabe von Abführmittel für eine begrenzte Zeit sinnvoll sein. Manchmal ist eine medikamentöse Therapie mit Flavonoiden zur Abschwellung sinnvoll. Je nach Operationsverfahren sollte nach dem Stuhlgang kein Toilettenpapier verwendet werden. Das Abspülen mit Wasser und anschließende Sitzbäder (für etwa drei Wochen) haben sich sehr bewährt.

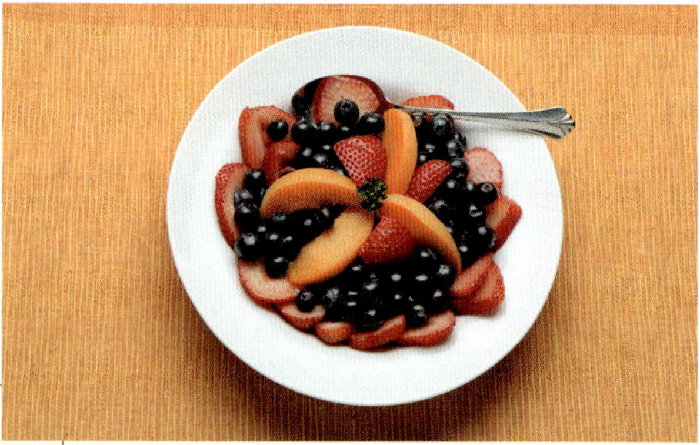

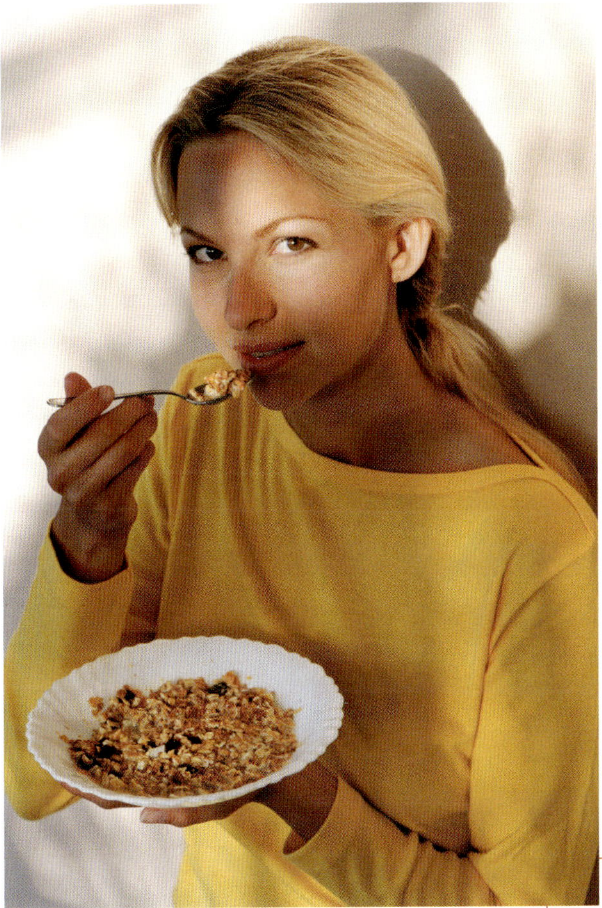

Anästhesieverfahren

Selbstverständlich wird zur Schmerzausschaltung während der Operation ein geeignetes Anästhesieverfahren gewählt. Dieses kann eine Allgemeinanästhesie (also eine Narkose) oder – besser – eine Regionalanästhesie sein, bei der, wie der Name sagt, nur eine bestimmte Region des Körpers von der Schmerzempfindung vollständig ausgeschaltet wird.

Regionalanästhesie

Diese Form der Schmerzausschaltung geschieht ohne Beeinträchtigung des Gehirns, oder anders gesagt, sie funktioniert sowohl im hellwachen als auch im schlafenden Zustand. Es empfiehlt sich trotzdem – obwohl die Schmerzausschaltung vollständig ist –, dem Patienten beruhigende Medikamente zu verabreichen, also eine – wie man sagt – Sedierung durchzuführen.

Unterstützend kann der Patient auch über Kopfhörer entspannende Musik hören.

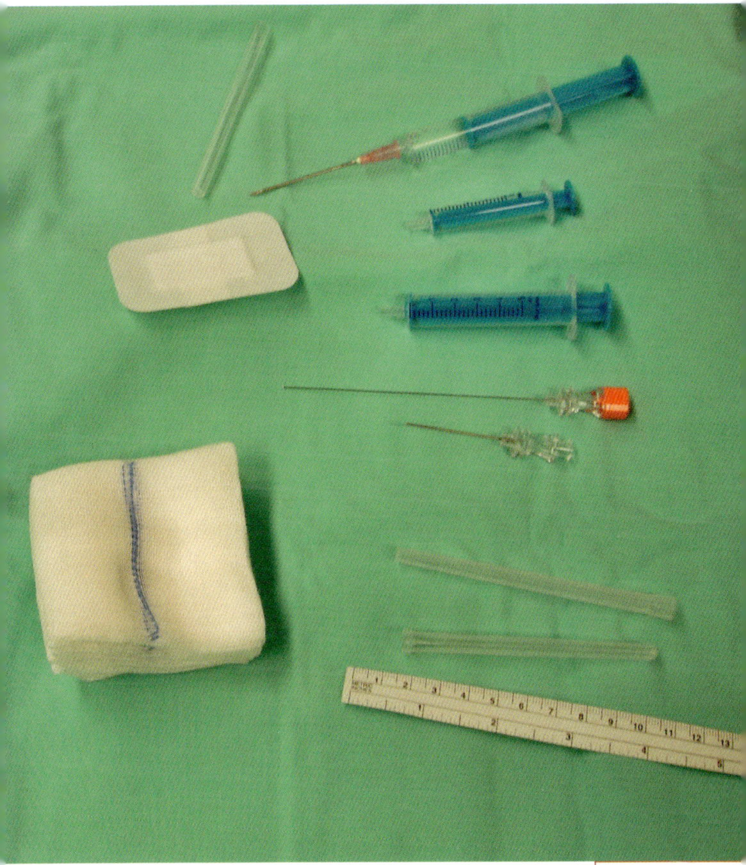

Benötigtes Instrumentarium zur Spinalanästhesie

Für die Hämorrhoidenoperation empfiehlt sich ganz besonders ein regionalanästhetisches Verfahren, weil es risikoärmer ist und den Patienten weniger belastet. Das am meisten verbreitete und in seiner Wirkung am besten untersuchte Verfahren ist die so genannte Spinalanästhesie, die im Volksmund fälschlich und keineswegs einladend als „Kreuzstich" bezeichnet wird. Beginnen wir mit einem kurzen Ausflug in die Anatomie: Wenn Sie mit den Fingerspitzen der Hand auf den Rücken greifen und die Wirbelsäule entlangfahren, werden Sie in regelmäßigen Abständen knöcherne Höcker spüren. Das sind die Dornfortsätze der Wirbelsäule.

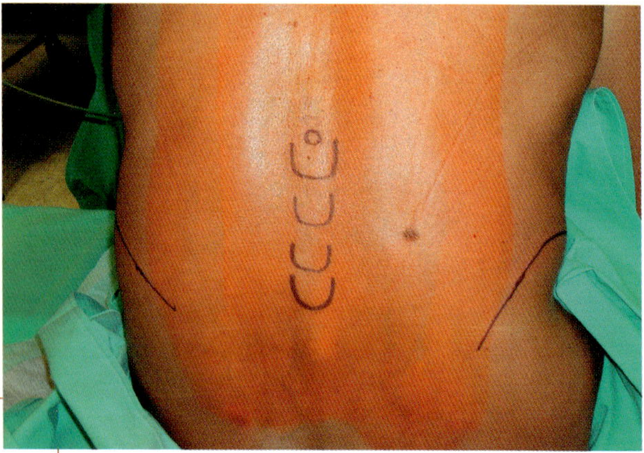

Nach einer lokalen Betäubung der Haut, wie sie Sie sicher alle kennen, wird zwischen den Dornfortsätzen – in der Regel zwischen dem vierten und fünften Lendenwirbel – völlig schmerzfrei eine ganz feine Hohlnadel vorgeschoben, bis man am Ziel ist.
Ziel sind Nervenwurzeln am Ende des Rückenmarks. Das Rückenmark endet beim erwachsenen Menschen in der Höhe des zweiten Lendenwirbelkörpers, also nur wenige Zentimeter unterhalb der Brustwirbelsäule. Von da ab laufen in der Wirbelsäule nur mehr Nervenwurzeln nach unten, sodass die Angst, es könne bei einer fachgerechten Spinalanästhesie im Lendenwirbelbereich zu einer Schädigung des Rückenmarks kommen, unbegründet ist.

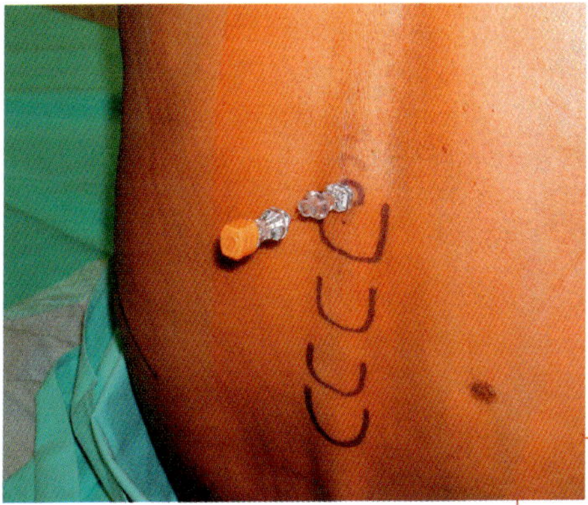

Die dünne Spezialnadel ist platziert.

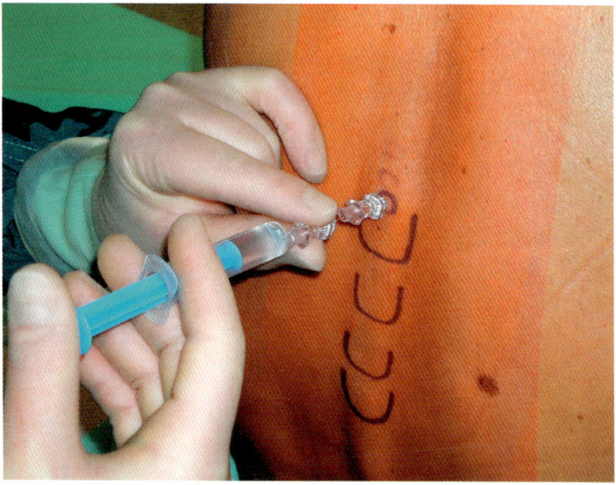

Das Narkosemittel wird verabreicht.

Die Nervenwurzeln schwimmen ebenso wie das Rückenmark und das Gehirn in einer Flüssigkeit, die als Liquor bezeichnet wird (lateinisch: Liquor = Flüssigkeit).
Diese Flüssigkeit übt eine Pufferfunktion aus, sodass bei plötzlichen ruckartigen Bewegungen oder Schlägen Gehirn und Rückenmark nicht ungebremst an die knöcherne Umwandung des Skelettsystems prallen.

Damit diese Flüssigkeit am Ort erhalten bleibt, befindet sie sich in einem sackartigen Gebilde,

dem so genannten Duralsack. Dieser Duralsack umhüllt das Gehirn ebenso wie das Rückenmark und die in der Wirbelsäule verlaufenden Nervenwurzeln.
Die Nervenwurzeln liegen also gut verborgen im Duralsack. Um zu ihnen zu gelangen, muss man den Duralsack mit der Hohlnadel punktieren. Nach dieser Punktion befinden wir uns dann im genannten Flüssigkeitsraum, aus dem durch die Hohlnadel einige wenige Tropfen Liquor abfließen.
Das ist dann der Beweis dafür, dass wir mit der Spitze der Nadel das Ziel erreicht haben. Nun wird durch die Hohlnadel ein Lokalanästhetikum eingebracht. Diese Medikamente kennen Sie alle zum Beispiel vom Zahnarzt. Abschließend wird die Nadel entfernt.
Das Lokalanästhetikum vermischt sich mit dem Liquor, umspült die Nervenwurzeln und bewirkt an ihnen eine Ausschaltung aller Sinnesempfindungen (Schmerz, Berührung, Temperatur etc.), aber auch aller willkürlichen Muskelbewegungen, in diesem Fall der Beine.
Und nun eine auf den ersten Blick vielleicht zusammenhanglose Frage: Wo endet der Körper? Sie werden sagen an den Zehen, aber bedenken Sie, dass wir Zweibeiner sind. Schauen Sie sich zum Beispiel ein Pferd an, dann fällt Ihnen die richtige Antwort von selbst ein: Der Körper endet nämlich beim Schweif.

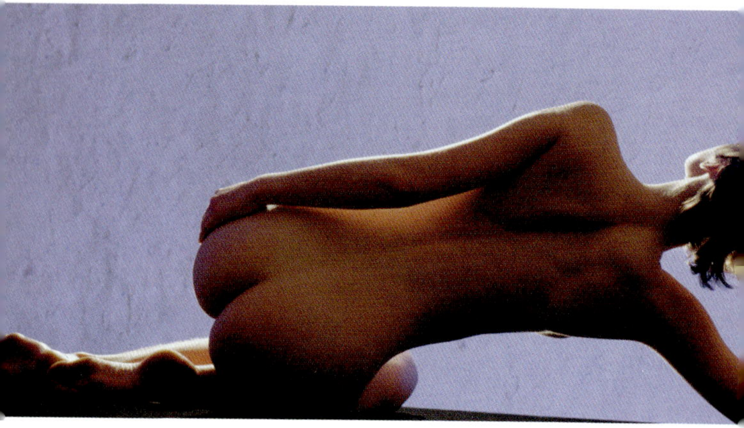

Da wir Menschen keinen Schweif haben, endet der Körper schon vorher, nämlich beim After.
Die oberen Nervenwurzeln versorgen die oberen Teile des Körpers (Hals, Arme, Brust), die unteren Nervenwurzeln die unteren Teile des Körpers. Die untersten Nervenwurzeln daher das Ende des Körpers, also den After.
Dadurch, dass man den Patienten nach Einbringung des Lokalanästhetikums einige Minuten sitzen lässt, sinkt das Medikament, das schwerer ist als der Liquor, entsprechend der Schwerkraft ganz nach unten, also zu den letzten Nervenwurzeln, die die Afterregion versorgen. Das Medikament ist nach

einigen Minuten an diesen Nervenwurzeln fixiert und verbleibt dort sogar nach Lageänderung des Körpers. Die weiter oben liegenden Nervenwurzeln, die die Beine versorgen, sind somit nur in einem ganz geringen Ausmaß betroffen.
Dieses Anästhesieverfahren nennt man Sattelblock, weil die Region die von Schmerz und Gefühl ausgeschaltet ist, eine sattelförmige Region betrifft.
Würde man den Patienten sofort in eine waagrechte Position bringen, so wären natürlich Beine und Unterbauch in gleichem Ausmaß betroffen, wie das für manche Eingriffe erwünscht ist.
Je nach Wahl des Anästhetikums kann die Schmerzausschaltung bei einem Sattelblock zwischen eineinhalb und dreieinhalb Stunden andauern.
Durch Zusatz so genannter starker Schmerzmittel zum Lokalanästhetikum kann erstens die Menge des Lokalanästhetikums verringert werden (daher weniger Blockade der willkürlichen Muskelbewegungen) und zweitens die Dauer der Schmerzausschaltung deutlich verlängert werden.
Es gibt nämlich im Rückenmark Andockstellen, so genannte Rezeptoren, für stark wirkende Schmerzmittel, die zu einer hervorragenden Schmerzausschaltung führen, ohne sowohl das Bewusstsein als auch die Beweglichkeit der Beine zu beeinträchtigen.

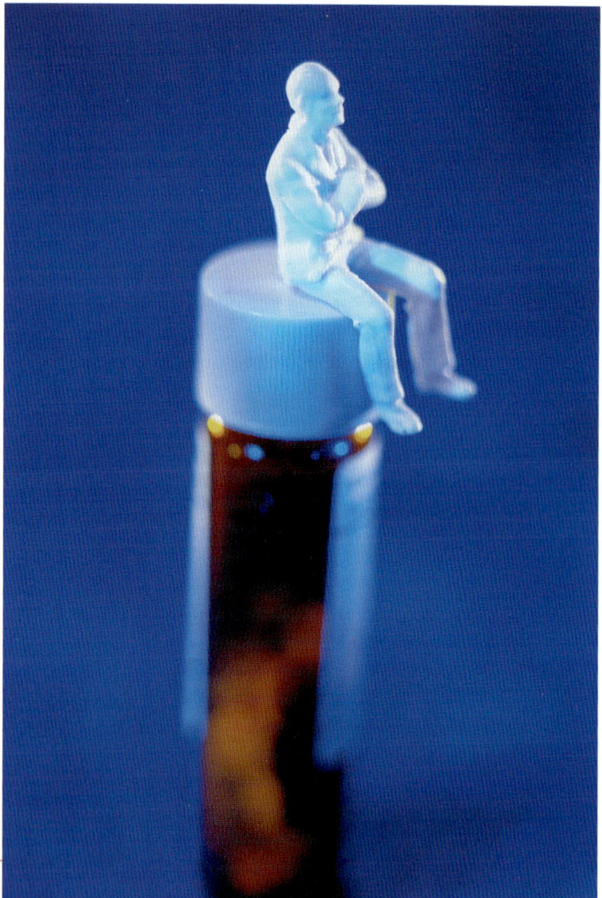

Sedierung

Aus dem, was Sie jetzt über die Funktionsweise der Spinalanästhesie gelesen haben, ergibt sich, dass zur Schmerzausschaltung keine weiteren Maßnahmen von Seiten der Anästhesie erforderlich sind.
Es hat sich aber bewährt, den Patienten medikamentös in einen angenehm entspannten bis schläfrigen Zustand zu versetzen, sodass er all die Vorgänge um ihn herum gar nicht mitbekommt.
Man führt diesen wohlig entspannten Zustand schon vor dem Beginn der Spinalanästhesie herbei, um allfällige Erwartungsängste auszuschalten.
Während der Sedierungsphase atmen Sie spontan, meist eine sauerstoffangereicherte Luft, die über eine locker angebrachte Sauerstoffmaske durch Ihre Nase strömt.

Häufig gestellte Fragen zur Anästhesie

Tut das weh?

Der dabei verspürte Schmerz – ein leichtes Brennen während der Lokalanästhesie (die so genannte Vereisung) – ist deutlich geringer als das Setzen einer Dauerverweilnadel in die Vene. Der verspürte Schmerz ist also kaum der Rede wert.

Können dauerhafte Lähmungserscheinungen auftreten?

Dieses Ereignis ist extrem selten. Ursache dafür sind Blutergüsse (so genannte Hämatome) im Bereich der Nervenwurzeln.

Dies wird in der Literatur mit 1:150.000 bis 1:220.000 angegeben. Wenn diese Hämatome nicht rechtzeitig erkannt werden, kann das zu dauerhaften Lähmungserscheinungen führen.

Da es sich bei der Hämorrhoidenoperation fast immer um einen planbaren Eingriff handelt, können vorbestehende Risikofaktoren im Gegensatz zu Notfalleingriffen leicht erkannt und rechtzeitig vorbehandelt werden.

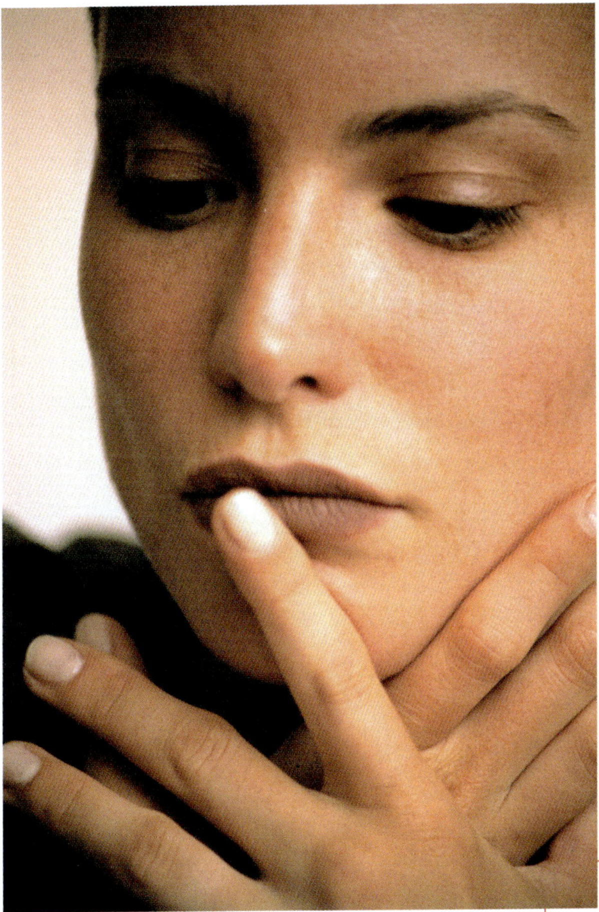

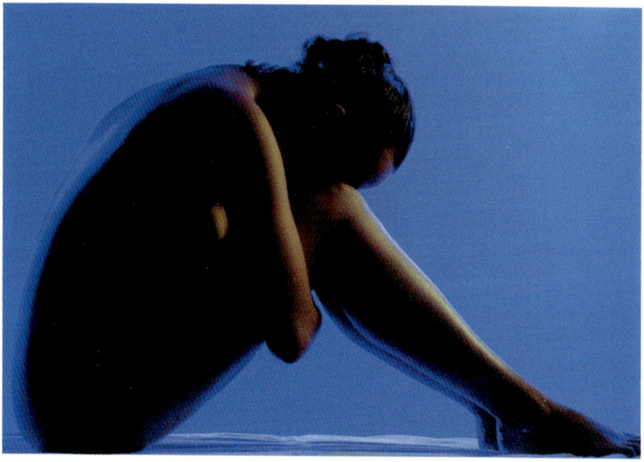

Können Blasenstörungen auftreten?

Ja. Diese sind aber harmlos und auf die unmittelbare Zeit nach der Spinalanästhesie beschränkt, durch den Eingriff selbst kann es durchaus zu reflektorischem Harnverhalten kommen. Manchmal ist postoperativ eine Einmalkatheterisierung nötig.

Man hört immer wieder von starken Kopfschmerzen – stimmt das?

Die Häufigkeit von Kopfschmerzen ist erstens von der Dicke der verwendeten Nadel und zweitens von ihrem Schliff abhängig:

- Standardnadel 22 Gauge (scharfer Schliff): Kopfschmerz in 18,9 % der Fälle,
- Spezialnadel 22 Gauge (stumpfer Schliff): Kopfschmerz in 6,7 % der Fälle.

In unserem Krankenhaus werden dünne Spezialnadeln verwendet, bei denen es nur in 0,4 bis 1 % aller Fälle zu Kopfschmerzen kommt.

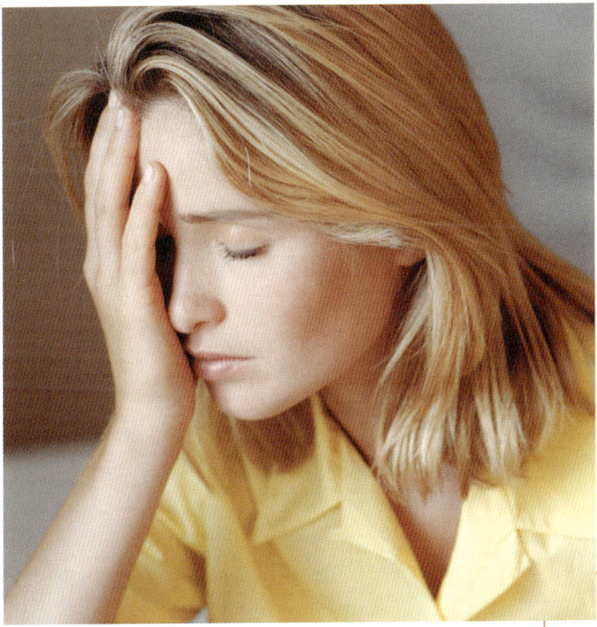

Die gute Nachricht ist, dass diese Kopfschmerzen medizinisch völlig harmlos sind. Sollten sie länger anhalten, gibt es ein sehr wirksames Verfahren (epiduralen blood patch), das die Kopfschmerzen schlagartig beendet. Dabei wird vom Patienten steril entnommenes Blut aus einer Armvene (10 ml) oberhalb der Punktionsstelle an der Wirbelsäule auf den Duralsack aufgebracht. Dies führt zu einer Verklebung jener kleinen Lücke im Duralsack, die bei seiner Punktion entstanden ist. Durch diese Lücke kann Liquor austreten, das führt zu einem Unterdruck im Liquorsystem, der seinerseits zu einem Zug an den Hirnhäuten führt, wodurch die Kopfschmerzen hervorgerufen werden.

Muss man nachher liegen bleiben?

Man war früher irrtümlicherweise der Auffassung, nach einer Spinalanästhesie über mehrere Stunden flach liegen bleiben zu müssen.

Untersuchungen die durchgeführt wurden, um die Frage zu beantworten, ob die Spinalanästhesie überhaupt im ambulanten Bereich durchgeführt werden dürfe, haben jedoch gezeigt, dass das Auftreten von Kopfschmerzen unabhängig davon ist, ob Sie gleich aufstehen oder nach 24 Stunden.

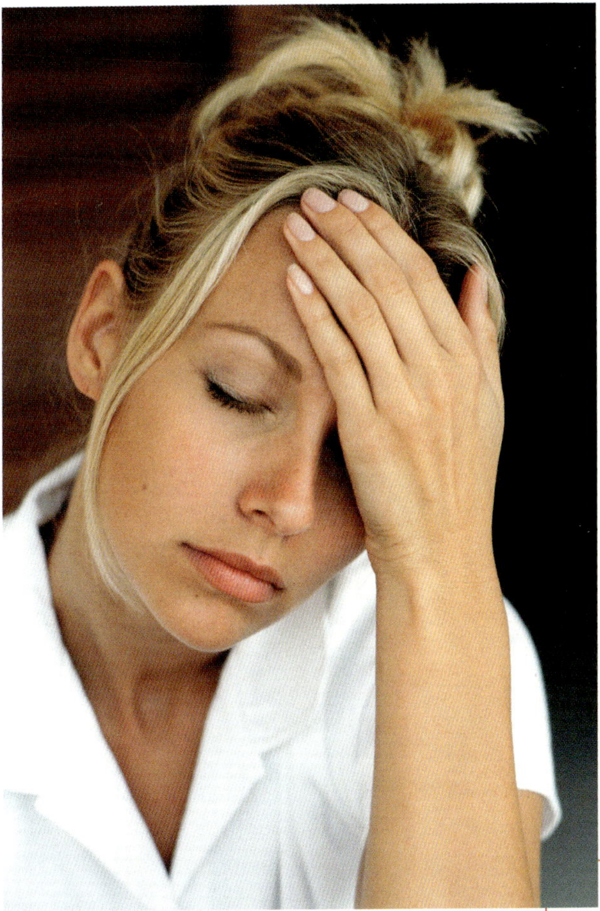

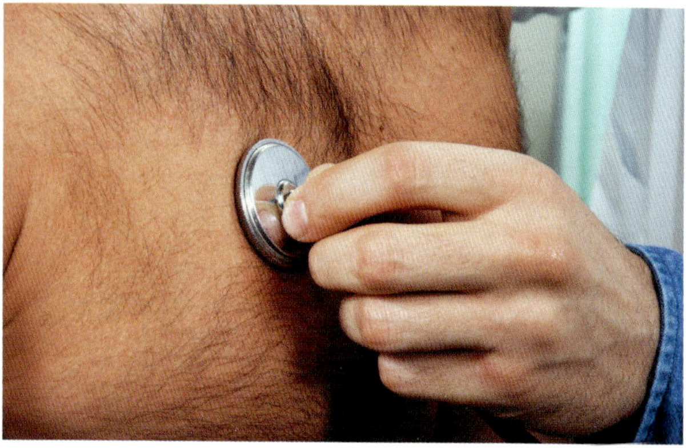

Die Anweisung, sechs Stunden liegen zu bleiben, rührt daher, dass die Patienten vor dem Abklingen der Wirkung der Spinalanästhesie häufig ein stark wirkendes Schmerzmittel erhalten, das beim zu raschen Aufstehen zu einer Kollapsneigung führen kann und dessen Wirkung vier bis sechs Stunden anhält.
Mit der Wahrscheinlichkeit, Kopfschmerzen zu bekommen, hängt das alles aber nicht zusammen.

Gibt es sonst noch Komplikationen?

Ja. In ganz seltenen Fällen kann es trotz strikter Einhaltung steriler Bedingungen an der Punktionsstelle zu Infektionen kommen. Gelegentlich treten vorübergehend Kreuzschmerzen auf, die aber medizinisch völlig harmlos sind.

Muss ich nüchtern sein?

Ja. Aus rechtlichen Gründen muss bei jeder Regionalanästhesie das Nüchternheitsgebot ebenso eingehalten werden wie für eine Narkose. Sechs Stunden vor Anästhesiebeginn besteht absolute Flüssigkeits- und Nahrungskarenz.
Die Zeiten bezüglich klarer Flüssigkeiten sind derzeit aber in Diskussion und sollen zunehmend freizügiger gehandhabt werden. Zum Beispiel ist in Deutschland noch zwei Stunden vor Anästhesiebeginn die Aufnahme klarer Flüssigkeiten erlaubt.

Kontraindikationen zur Spinalanästhesie

Es gibt nur ganz wenige absolute Gründe gegen die Durchführung einer Spinalanästhesie. Diese sind

- Ablehnung durch den Patienten,
- Störungen der Blutgerinnung,
- bakterielle Blutvergiftung (Sepsis),
- Hautirritationen an der vorgesehenen Punktionsstelle.

Allgemeinanästhesie (Narkose)

Sollten Sie sich trotzdem lieber für eine Narkose entscheiden, oder sollte eine der wenigen absoluten Gegenanzeigen zur Spinalanästhesie vorliegen, erhalten Sie selbstverständlich eine Narkose.

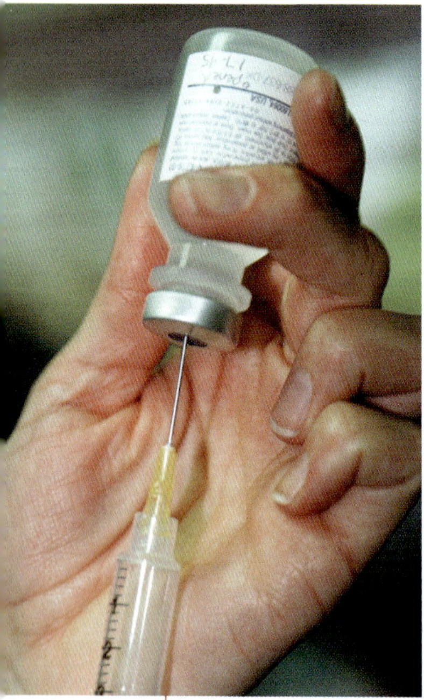

In der Regel wird die Narkose durch Narkosemittel eingeleitet, die Sie durch eine Armvene erhalten. Man kann die Narkose dann dadurch aufrecht erhalten, dass Sie diese Narkosemittel weiterhin kontinuierlich über die Vene bekommen dass Ihnen über die Lunge ein dampfförmiges Narkosemittel zugeführt wird. Zur Sicherung einer ausreichenden Luft- und Sauerstoffzufuhr genügt es für diese Operation in der Regel, eine speziell geformte Maske

(Larynxmaske) zu verwenden, die über den Mund eingeführt wird, über die Sie dann maschinell beatmet werden.

Komplikationen der Narkose

- Postoperative Übelkeit,
- Zahnschäden,
- Stimmbandirritationen (rauer Hals),
- Gefahr des Übertritt von Mageninhalt in die Lunge (= Aspiration; daher das Nüchternheitsgebot!)

Hämorrhoiden-Prophylaxe

Die angeborene Bindegewebsschwäche, die eine ganz wesentliche Rolle bei der Entstehung von Hämorrhoiden spielt, kann natürlich nicht verhindert werden. Es ist aber sehr wohl möglich, durch eine bewusste Ernährung mit ausreichender Flüssigkeitszufuhr (2 bis 3 Liter täglich) und Ballaststoffen eine geregelte

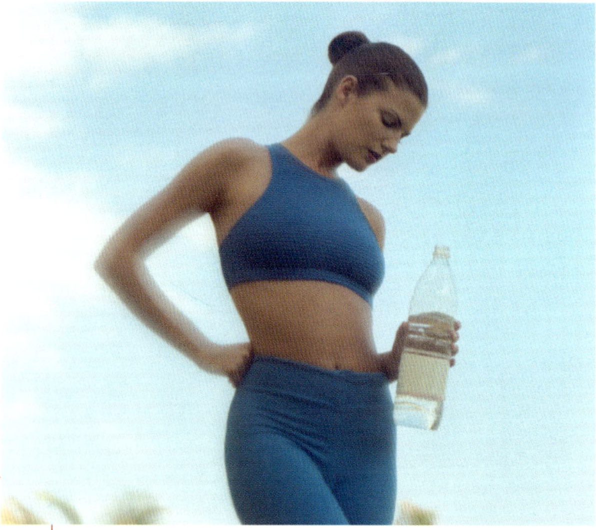

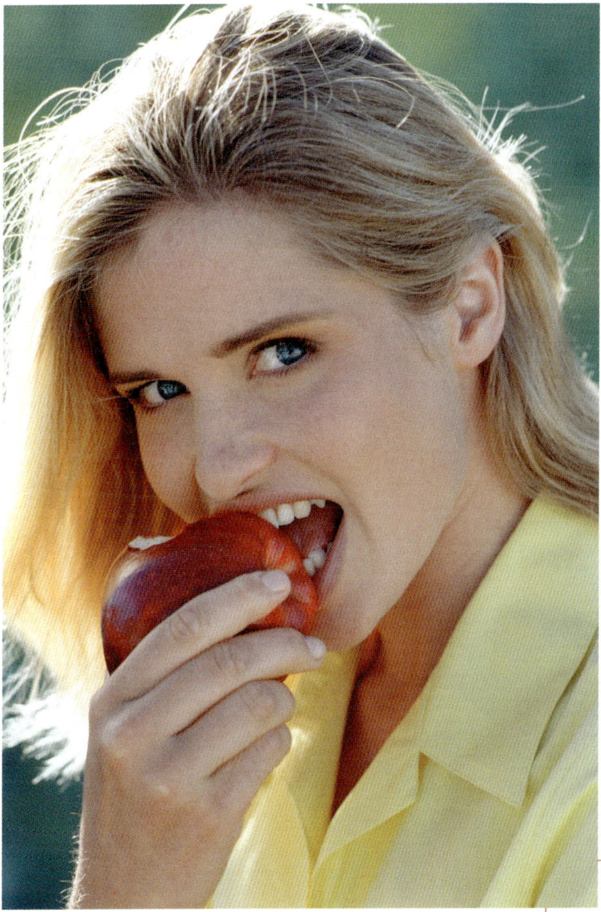

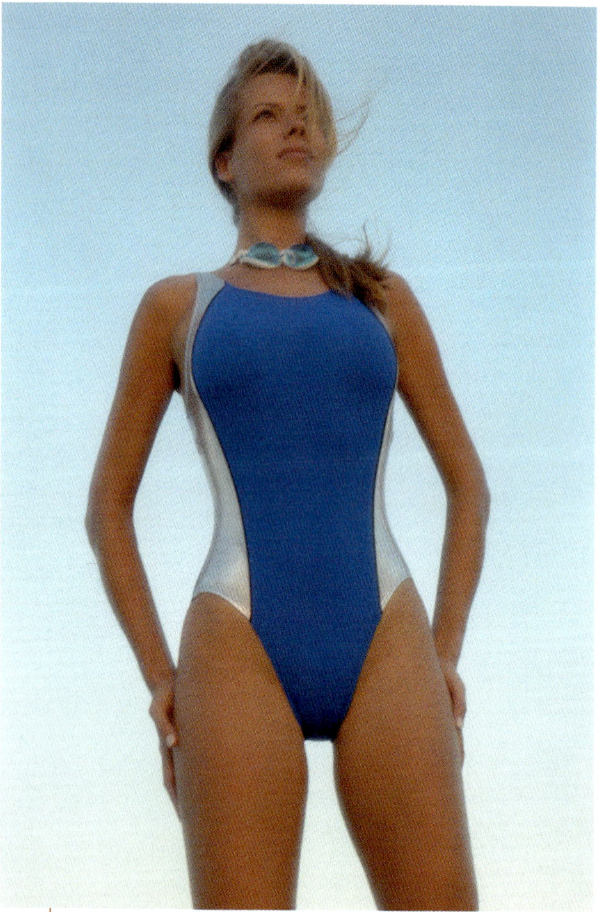

Stuhlentleerung zu erzielen und damit das Fortschreiten der Erkrankung hinauszuzögern. Bestehende Beschwerden können so wesentlich gelindert werden. Am besten sollte Wasser getrunken werden, zu viel Kaffee, schwarzer Tee oder Alkoholika sind bei Neigung zu Hämorrhoidalleiden nicht günstig.

Körperliche Aktivität in Form von ausgedehnten Spaziergängen oder Schwimmen unterstützen diesen positiven Effekt. Beim Schwimmen ist aber darauf zu achten, dass nasse Badebekleidung nicht zu lange am Körper bleibt.

Bei zu hohem Körpergewicht ist auch eine Gewichtsreduktion angezeigt.

Tennisspielen belastet den Beckenboden stark und sollte möglichst vermieden werden.

Unnötig lange Besuche der Toilette (Zeitungslektüre!) sind strikt zu vermeiden.

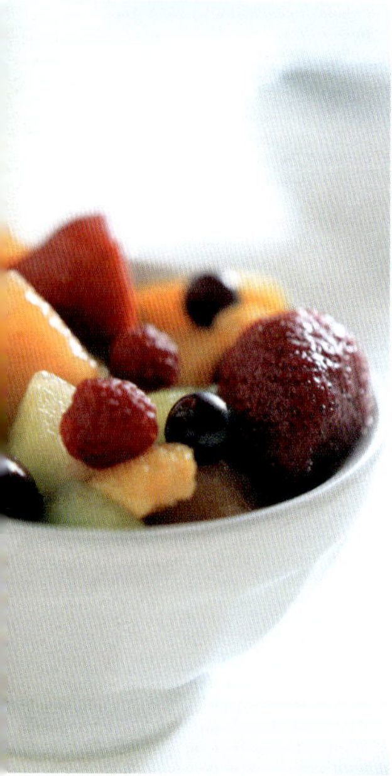

Auch die richtige Ernährung spielt eine große Rolle.

Günstig: Müsli, Vollkornprodukte, Obst, Joghurt, Käse, Buttermilch.

Schlecht: Bohnen, Erbsen, Fisolen, Kohl, Zwiebel, scharfe Gewürze, stopfende Lebensmittel wie Schokolade, Kakao oder schwarzer Tee, Kaffee und Alkohol.

Bei Neigung zu Hämorrhoidalleiden ist zudem eine gute Analhygiene wichtig, also eine sorgfältige Reinigung des Afters. Zudem sollten Betroffene langes Sitzen, zumal auf kaltem Untergrund, unbedingt meiden.

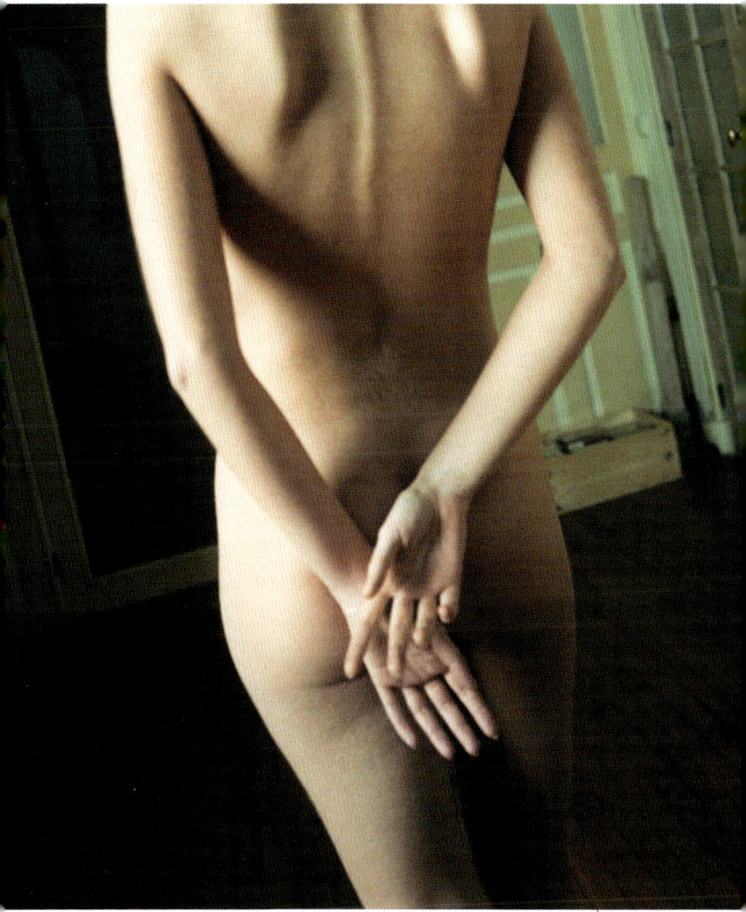

Das Herz-Jesu-Krankenhaus in Wien

Das Herz-Jesu-Krankenhaus in Wien ist eines der acht konfessionellen Krankenhäuser Wiens. Es handelt sich um eine privatrechtlich geführte Krankenanstalt, Eigentümer des Hauses ist eine Ordensgemeinschaft (Dienerinnen des heiligsten Herzen Jesu). Es agiert gemeinnützig, d.h., es dürfen keine Gewinne erzielt werden. Einem gemeinnützigen Krankenhaus kann von der Landesregierung das Öffentlichkeitsrecht verliehen werden, wenn Vorgaben des jeweiligen Krankenanstaltenplans erfüllt sind. Der Rechtsträger muss über die für den Betrieb nötigen Mittel verfügen, da nur ein definierter prozentueller Anteil des Betriebabganges aus öffentlichen Mitteln ersetzt wird.

Eine Imageanalyse des österreichischen Gallupinstitutes ergab ein hohes Vertrauen in der Bevölkerung und in die Qualität der Leistungen der Ordenskrankenhäuser. Gallup-Chef Prof. Fritz Karasim (2003): „Die Ordensspitäler bekommen von den Österreichern bei allen abgefragten Eigenschaften überdurchschnittlich gute Noten". Man betonte die menschliche und fachliche Kompetenz und die gute Ausstattung der Spitäler. 69 % der Befragten gaben an, dass ihnen die Ordenskrankenhäuser ein Begriff seien, dabei waren Personen über 50 Jahren deutlich häufiger vertreten. Der weiblichen Bevölkerung sind die Ordenskrankenhäuser vertrauter. Jeder fünfte Befragte war bereits einmal Patient in einem Ordenskrankenhaus, erwartungsgemäß traf dies auf Personen über dem 50. Lebensjahr häufiger zu. Interessant war der Eindruck, dass auch Ordenskrankenhäuser nicht frei von Bürokratie erlebt wurden. Dieser Makel haftet anscheinend allen Spitalseinrichtungen an.

Ordensgründung

Am 17. Oktober 1866 gründete Abbé Viktor Braun, ein Priester aus Lothringen, die Kongregation der Dienerinnen des heiligsten Herzen Jesu. Anlass der Ordensgründung war einerseits sein Scheitern im Bemühen, bei bestehenden Ordensgemeinschaften Hilfe für ausländische in Not geratene Mädchen zu erhalten und anderseits der Mangel an Krankenschwestern mit christlichen Idealen. Später kümmerten sich die Schwestern auch um Kinder und Kranke. 1875 übernahmen Herz-Jesu-Schwestern die Pflege kranker Kinder im Kronprinz-Rudolf-Spital (der heutigen Krankenanstalt Rudolfstiftung) und im Epidemiespital der Gemeinde Wien, dem heutigen Gesundheitszentrum Süd (Kaiser-Franz-Josef-Spital). Dort waren sie auch mit Pestfällen konfrontiert. Am 19. Juni 1934 hat Papst Pius XI. der Kongregation die kirchliche Bestätigung erteilt. Die Kongregation ist päpstlichen Rechtes mit einfachen Gelübden unter der Leitung einer Generaloberin. Im Zweiten Weltkrieg wurde ein Lazarett geführt, im Jahre 1945 das eigene Krankenhaus im 3. Wiener Gemeindebezirk eröffnet. Es verfügt heute über 140 Betten, davon 35 der Sonderklasse.

Das Herz-Jesu-Krankenhaus in Wien
Baumgasse 20a
1030 Wien
www.kh-herzjesu.at
E-Mail: f.a.weiser@kh-herzjesu.at

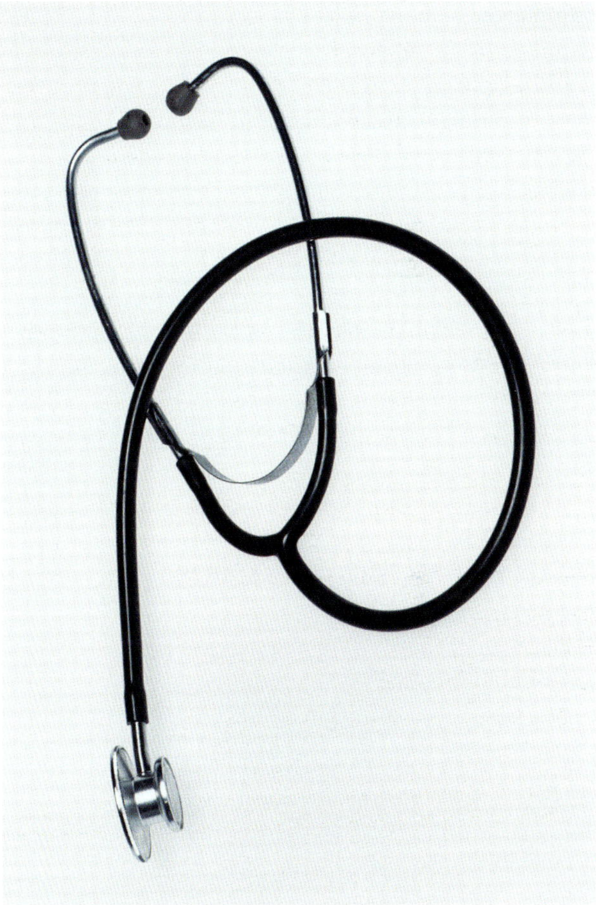

Register

Abbildungsnachweis

3-D-Studio Max Georg Slavka: 1, 36, 65, 66, 67, 68
PhotoAlto: 8, 20, 25, 26, 29, 30, 31, 51, 62, 75, 82, 91, 97, 99, 101
Hagen Schaub: 10
Institut für Geschichte der Medizin, Wien: 13, 15, 19
Natur ganz nah: 16
PhotoDisc: 33, 38, 39, 44, 47, 50, 52, 74, 84, 87, 88, 89, 92, 94, 96, 98, 100, 105
Friedrich A. Weiser: 40, 41, 42, 56, 70, 77, 78, 79, 80

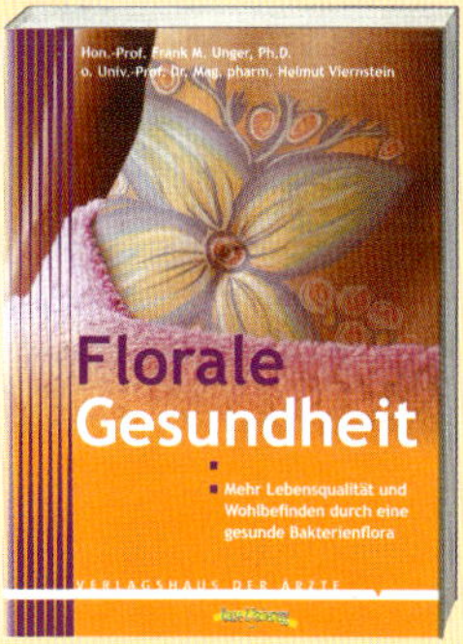

112 Seiten
Format 16,5 x 22 cm
viele Farbabbildungen
€ 12,90
ISBN 3-901488-54-5

Bakterien werden meist mit Krankheiten und mangelnder Hygiene gleichgesetzt und sind daher negativ besetzt. Doch neben den schädlichen gibt es auch nützliche Bakterien, die als lebenslange Begleiter von entscheidender Bedeutung für Gesundheit und Wohlbefinden sind.
Eine gesunde Darmflora verhindert z.B. Darminfektionen und Nahrungsmittelunverträglichkeiten, erzeugt Vitamine, sorgt für eine regelmäßige problemlose Verdauung und vermindert das Risiko von Darmkrebs und entzündlichen Darmerkrankungen.
Doch damit die Bakterienflora ihre Funktionen für den Menschen erfüllen kann, muss sie richtig zusammengesetzt sein und darf nicht über ihre angestammten Bereiche hinauswachsen. Ernährung, Lebensstil und Hygiene sowie Pro- und Präbiotika können das Gleichgewicht der Bakterienflora im günstigen Sinne beeinflussen. Dieses Buch zeigt, wie jeder seine Bakterienflora ganz leicht optimal nutzen kann, um so mehr Lebensqualität und Wohlbefinden zu erlangen.

Autoren: **Hon.-Prof. Frank M. Unger, Ph.D.** und **o.Univ.-Prof. Dr. Mag. pharm. Helmut Viernstein** forschen und lehren am Institut für Pharmazeutische Technologie und Biopharmazie der Universität Wien.

VERLAGSHAUS DER ÄRZTE

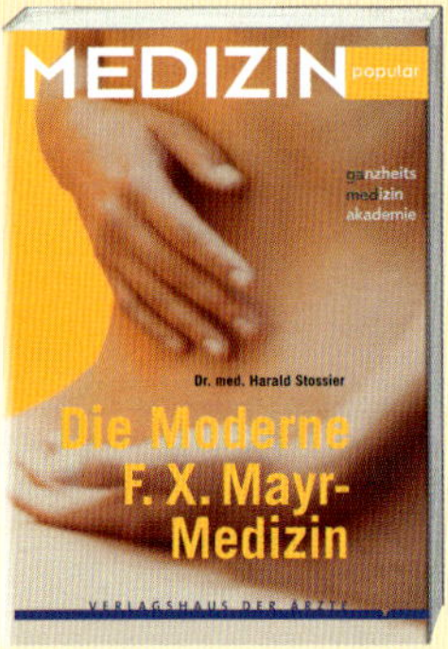

128 Seiten
Format 11 x 15,5 cm
viele Farbabbildungen
€ 7,95
ISBN 3-901488-64-2

Ernährung kann unsere Gesundheit erhalten oder auch krank machen. Auch aus diesem Grund kommen immer wieder neue Wunderdiäten auf den Markt, die letztlich meist nicht halten, was sie versprechen.
Einen anderen Ansatz verfolgt die Moderne Mayr-Medizin. Sie betrachtet Ernährung umfassend, zielt also auch auf das Lebensmittel und die Verdauung.
Damit ist sie mehr als eine Diät – sie ist vielmehr eine therapeutische Maßnahme zur ärztlichen Behandlung von Befindlichkeitsstörungen und Krankheiten.

Autor: **Dr. med. Harald Stossier** ist ärztlicher Leiter von Viva – Das Zentrum für Moderne Mayr-Medizin in Maria Wörth. Zudem ist er Präsident der Internationalen Ärztegesellschaft für Applied Kinesiology und Referent für Komplementärmedizin der Österreichischen Ärztekammer.

VERLAGSHAUS DER ÄRZTE